中等职业教育老年人服务与管理专业精品系列教材

老年人健康管理

主编 范春玥 张 团

科学出版社

北京

内 容 简 介

本书以教育部颁布的《中等职业学校老年人服务与管理专业教学标准（试行）》及人力资源社会保障部、民政部联合颁布的《养老护理员国家职业技能标准（2019年版）》为依据编写。书中主要内容包括认识老年人健康管理、评估老年人健康状况、熟悉老年人健康管理计划、老年人常见问题管理。

本书既可作为中等职业教育老年人服务与管理专业教材，也可作为广大老年人服务行业工作者及各类社会管理人员的参考书。

图书在版编目(CIP)数据

老年人健康管理/范春玥，张团主编.—北京：科学出版社，2022.12
（中等职业教育老年人服务与管理专业精品系列教材）
ISBN 978-7-03-067565-1

Ⅰ. ①老… Ⅱ. ①范… ②张… Ⅲ. ①老年人-保健-中等专业学校-教材 Ⅳ. ①R161.7

中国版本图书馆CIP数据核字（2020）第269403号

责任编辑：王 琳 / 责任校对：王万红
责任印制：吕春珉 / 封面设计：东方人华平面设计部

科学出版社 出版
北京东黄城根北街16号
邮政编码：100717
http://www.sciencep.com

三河市骏杰印刷有限公司 印刷
科学出版社发行 各地新华书店经销

*

2022年12月第 一 版　开本：787×1092　1/16
2022年12月第一次印刷　印张：9 1/4
字数：222 000

定价：46.00元

（如有印装质量问题，我社负责调换〈骏杰〉）
销售部电话 010-62136230 编辑部电话 010-62135397-2041

版权所有，侵权必究

中等职业教育老年人服务与管理专业精品系列教材编委会

主任委员

郭延峰　　北京市劲松职业高中校长

贾建军　　北京市劲松职业高中党总支书记

杨根来　　北京社会管理职业学院老年福祉学院首任院长

副主任委员

石　静　　北京市养老服务职业技能培训学校校长

李　想　　北京中海地产有限公司"锦年康养（北京）"院长

委员（按姓氏笔画排序）

王为民　王洪兴　杨　辉　张晶京　范春玥　赵　琦　姚　蕾
郭宏亮　盛永霞　寇志军　蒋冰清　黎　军　魏春龙

总　序

　　人口老龄化应对是我国现阶段及未来很长一段时间的重点民生工程。党的二十大报告中提出"实施积极应对人口老龄化国家战略，发展养老事业和养老产业"。不断提速的老龄化进程，向职业教育提出了高质量养老服务人才培养的迫切要求。

　　中等职业教育阶段中的老年人服务与管理专业的诞生与发展时间相对较短，属于新兴专业。在养老人才培养工作中的很多方面还有很大的提升和发展空间。教育部等九部门联合印发的《关于加快推进养老服务业人才培养的意见》（教职成〔2014〕5 号）中指出，要加强养老服务相关专业教材建设。鼓励相关院校与行业、企事业单位联合编写养老服务相关专业特色校本教材。本系列教材就是在这样的形势和需求下诞生的。

　　北京市劲松职业高中作为中等职业教育阶段养老服务人才培养工作的先驱，贯彻落实国家职业教育改革发展的方针和要求，联合一批兄弟院校和行业企业专家，历时四年，共同编写完成本系列教材，包括《老年人服务礼仪与沟通》《老年人活动策划与实施》《老年人健康管理》《老年人营养膳食与搭配》《老年人照护实用辅助疗法》。本系列教材的编写经历了行业企业调研、人才培养方案修订、课程体系重构、课程标准修订、课程内容丰富与完善、课程资源建设等几个过程。

　　本系列教材立足于养老产业复合型、创新型人才的培养，以就业为导向，以学生为主体，注重"做中学、做中教"，主要体现了以下特色。

　　1. 需求导向，与时俱进

　　随着时代的发展与社会的进步，养老服务需求也发生着巨大变化。尽管护理人才短缺仍是现阶段最主要的问题，但伴随养老服务市场中对客服、销售、活动组织与带动、健康管理、营养膳食等方面的需求越来越大，市场对多技能、高素养的复合型养老服务人才的需求也越来越大。

　　本系列教材的编写工作以充分的行业、企业调研为基础，深入了解目前养老服务与照护工作中对人才和典型岗位职业能力与素养的需求，立足最紧要、最迫切的核心职业领域与岗位需求进行教材的设计和编写。近年来，老年人多元辅助疗愈活动的设计与实施受到广泛关注与应用。本系列教材集中了业界相关领域的行业和院校专家共同编写。其中，《老年人照护实用辅助疗法》首次填补了该领域教材的空白。

　　2. 任务驱动，自主探究

　　本系列教材充分考虑了中职学生的学习特点，结合养老服务工作的实际设计内容模块，在形式上打破了传统教材的单元设计，以逻辑相关的真实任务引领学习内容，并以任务驱动学习者进行自主探究式学习和合作型学习。同时，在内容设计上将理论知识与技能指导相结合，注重在学习过程中引领学习者将专业理论知识内化与实践技能应用相结合，最终达到深入理解和实际运用的目的。

3. 案例导向，理实一体

在内容组织与设计过程中，本系列教材以真实案例为基础，以任务为引入点，一改传统被动"填鸭式"的教学方法，努力启发学习者的自我认知、主动参与、身临其境感与独立思考能力，将理论知识与实际操作技能相结合，突破"技能关"，建立"整体观"，提升学习者的综合职业素养与能力。

本系列教材凝聚了众多行业企业专家、一线高技能人才、具有丰富教学经验的教师及学校领导的心血。本系列教材的出版不仅丰富了老年人服务与管理专业建设的内涵，也必将为兄弟院校的专业建设及人才培养提供重要支撑。当然，养老事业和养老服务人才的培养工作在不断发展，并提出了新的要求，本系列教材中的不足之处请各位专家、同仁批评指正。我们将在使用中不断改进和完善，希望本系列教材能够拥有良好的育人效果。

前　言

随着我国人口老龄化的不断加剧，社会养老服务人才需求与日俱增。2019 年 3 月，《国务院办公厅关于推进养老服务发展的意见》（国办发〔2019〕5 号）指出，党中央、国务院高度重视养老服务，党的十八大以来，出台了加快发展养老服务业、全面放开养老服务市场等政策措施，养老服务体系建设取得显著成效。意见提出，要建立完善养老护理员职业技能等级认定和教育培训制度，鼓励各类院校特别是职业院校（含技工学校）设置养老服务相关专业或开设相关课程。

进一步加快课程体系建设，完善教学资源开发，提升养老服务人才培养质量是中等职业教育老年人服务与管理专业建设工作的当务之急。在此背景下，我们编写了面向中等职业教育层面的教材。

本书的特点如下。

1）以国家相关标准为依据。本书以教育部颁布的《中等职业学校老年人服务与管理专业教学标准（试行）》与人力资源社会保障部、民政部联合颁布的《养老护理员国家职业技能标准（2019 年版）》为依据进行编写。

2）坚持"管用""够用""实用"原则，避免空泛的理论讲授，以实际案例为依托，重在培养学生解决老年人健康管理实际问题的能力。

3）案例来自实践第一线。本书提供第一线的老年人健康管理实际案例，在相关知识环节，给出解决问题所需要的知识；在任务实施环节，通过学生亲自动手演练，让学生解决问题，培养学生自主学习和解决问题的能力。

4）以任务为中心。本书将老年人健康管理分成 4 个教学项目，学生通过任务学习，掌握本项目内容。

本书具体学时安排建议见下表。

项目	项目内容	建议学时
项目一	认识老年人健康管理	6
项目二	评估老年人健康状况	10
项目三	熟悉老年人健康管理计划	10
项目四	老年人常见问题管理	10
总学时		36

本书由北京市劲松职业高中范春玥、张团担任主编。北京星健香山长者公馆执行院长李想对全稿进行了审定。

中等职业学校老年人服务与管理专业课程建设工作仍处于起步阶段,专业教学资源开发工作过程中仍需要集行业、企业及兄弟院校的通力合作与支持。本书难免出现疏漏或有待改进的地方,恳请业界专家及院校同行给予批评指正。

编　者

2019 年 11 月

目 录

项目一 认识老年人健康管理 ······ 1

- 任务一 了解老年人健康管理的相关概念 ······ 1
- 任务二 管理老年人健康信息 ······ 4
- 任务三 了解老年人健康管理发展状况 ······ 15
- 项目小结 ······ 21
- 拓展练习 ······ 21

项目二 评估老年人健康状况 ······ 23

- 任务一 采集老年人基本信息 ······ 23
- 任务二 老年人日常生活能力评估 ······ 29
- 任务三 老年人躯体状况评估 ······ 36
- 任务四 老年人社会心理评估 ······ 45
- 任务五 老年人综合评估实践 ······ 58
- 项目小结 ······ 64
- 拓展练习 ······ 64

项目三 熟悉老年人健康管理计划 ······ 66

- 任务一 了解健康管理计划基本概念 ······ 66
- 任务二 解读居家老年人健康管理计划 ······ 70
- 任务三 社区老年人健康管理计划 ······ 78
- 任务四 解读养老机构老年人健康管理计划 ······ 84
- 任务五 熟悉老年人个性化运动方案的制订 ······ 93
- 项目小结 ······ 98
- 拓展练习 ······ 99

项目四 老年人常见问题管理 ······ 100

- 任务一 老年人不良生活方式管理 ······ 100
- 任务二 老年人常见健康问题管理 ······ 104
- 任务三 老年人健康危险因素干预 ······ 118
- 任务四 慢性病老年人运动指导 ······ 127
- 项目小结 ······ 135
- 拓展练习 ······ 135

参考文献 ······ 136

项目一

认识老年人健康管理

任务一　了解老年人健康管理的相关概念

学习目标

『知识目标』

1. 了解老年人健康管理的定义。
2. 了解老年人健康管理的目的和意义。
3. 了解老年人健康管理的开展方法。

『能力目标』

1. 能够描述老年人健康管理的基本服务步骤。
2. 能够描述老年人健康管理的常用服务流程内容。

『职业素养目标』

1. 对待老年人细心。
2. 对待老年人认真。

情境导入

作为一名老年人服务与管理专业的学生，小王开始学习老年人健康管理知识，这是第一堂课，主要了解老年人健康管理的相关概念。

任务描述

本任务为基础知识学习，以小组为单位，在学习本任务知识后，完成任务点评表。

相关知识

一、老年人健康管理定义

对于健康管理的概念，目前还没有一个公认的定义，本书从以下几点进行理解。

健康管理由"健康"和"管理"这两个词复合而成。

世界卫生组织（World Health Organization，WHO）在1948年成立时在其宪章中给健康下的定义是："健康是一种躯体、精神与社会和谐融合的完美状态，而不仅仅是没有疾病或身体虚弱。"具体来说，WHO给出的定义中的健康包括躯体健康、精神健康、人与社会和谐方面的健康，体现了积极的、多维的健康观，是健康的最高目标。

管理就是通过计划、组织、指挥、协调和控制达到资源使用的最优化，目的是能在最合适的时间把最合适的东西用在最合适的地方以发挥最合适的作用。

由陈君石和黄建始主编的《健康管理师》（2007年出版）将健康管理定义如下：对个体或群体的健康进行全面监测、分析、评估，提供健康咨询和指导，以及对健康危险因素进行干预的全过程。

本书将老年人健康管理定义为：针对老年人群体健康需求，对健康资源进行计划、组织、指挥、协调和控制的过程。

二、我国老年人现状

根据国际通行的老龄化社会标准，我国从1999年开始迈入老龄化社会，已成为全球唯一一个老年人口超过一亿的国家。预计到2030年，我国将成为全球人口老龄化程度最高的国家。老龄化的速度和程度超乎想象，随之而来的是养老保障、医疗保障、养老服务等方面的挑战。除了老年人口基数大、增长快、空巢和失能困难老年人数量多以外，我国的老龄化还呈现出先于工业化、与家庭小型化相伴随、老年抚养比快速攀升等特点。

目前，我国老年人养老的主要方式是家庭养老。老年人口问题关系到我国经济发展和社会稳定，已经受到社会、政府等方面的高度重视，并采取了很多可行的措施。

三、老年人健康管理的宗旨与意义

1. 老年人健康管理的宗旨

通过调动老年人个体和群体及整个社会的积极性，有效地利用有限的资源来达到最大的健康效果。

2. 老年人健康管理的意义

1）老年人健康管理有助于为老年人提供连续的、具有综合性和协调性的、优质高效的卫生服务。

2）老年人健康管理为老年人提供高质量的健康管理需要，提供特殊专业知识、操作技能和服务理论，形成全面、系统、准确的个人和家庭档案；有利于更好地制订老年人预防和治疗方案，实现健康老龄化目标；实现老年人相关健康、医疗费用的降低。

3）老年人健康管理可以对老年人生命过程进行全面、负责的监测管理，减少老年人的健康危险因素。

四、老年人健康管理的开展

老年人健康管理的具体做法就是为老年人个体和群体（包括政府）提供有针对性的科学健康信息，并创造条件采取行动来改善健康。健康管理的手段可以是对健康风险因素进行分析，对健康风险进行量化评估，或对干预过程进行监督指导。这里要强调的是，健康管理一般不涉及疾病的诊断和治疗过程，疾病的诊断和治疗是临床医生的工作，不是健康管理师的工作。

（一）老年人健康管理的基本服务步骤

健康管理的基本服务分为3个步骤，具体如下。

1）了解个体的健康状况。收集服务对象的个人健康信息，个人健康信息包括个人一般情况（性别、年龄等），目前健康状况和疾病家族史，生活方式（膳食、体力活动、吸烟、饮酒等），体格检查（身高、体重、血压等），以及血、尿实验室检查（血脂、血糖等）。

2）进行健康及疾病风险评估。根据所收集的个人健康信息，对个人的健康状况及未来患病或死亡的危险性用数学模型进行量化评估。其主要目的是帮助个体综合认识健康风险，鼓励和帮助人们纠正不健康的行为和习惯，制定个性化的健康干预措施并对其效果进行评估。

3）进行健康干预。在前两个步骤的基础上，以多种形式帮助个人纠正不良的生活方式和习惯，控制健康危险因素，实现个人健康管理计划的目标。

健康管理的这3个步骤可以通过互联网服务平台及相应的用户端计算机系统来辅助实施。应该强调的是，健康管理是一个长期的、连续不断的、周而复始的过程，即在实施健康干预措施一定时间后，需要评价效果、调整计划和干预措施。只有周而复始、长期坚持，才能达到健康管理的预期效果。

（二）老年人健康管理常用服务流程

老年人健康管理常用服务流程如下。

1）健康管理体检。健康管理体检是以群体的健康需求为基础，按照早发现、早干预的原则来选定体格检查的项目。检查的结果对后期的健康干预活动具有明确的指导意义。健康管理体检项目可以根据个人的年龄、性别、工作特点等进行调整。

2）健康评估。通过分析个人健康史、家族史、生活方式和精神压力等资料，可以为服务对象提供一系列的评估报告。其中包括用来反映各项检查指标状况的个人健康体检报告、个人总体健康评估报告、精神压力评估报告等。

3）个人健康管理咨询。在完成上述服务流程后为老年人提供不同层次的健康咨询服务。服务内容可以包括以下几个方面：向个人解释健康信息、健康评估结果及其对健康的影响，制订个人健康管理计划，提供健康指导，制订随访跟踪计划等。

4）个人健康管理后续服务。个人健康管理后续服务的内容主要取决于被服务者（人群）的情况及资源的多少，可以根据个人及群体的需求提供不同的服务。后续服务的形式主要是通过互联网查询个人健康信息和接受健康指导，定期寄送健康管理和健康提示，以及提供个性化的健康改善行动计划。监督随访是后续服务的一个常用手段。监督随访的主要内容是检查健康管理计划的实现状况，并检查（必要时测量）主要危险因素的变化情况。健康教育课堂也是后续服务的重要措施，在营养改善、生活方式改变与疾病控制方面有很好的效果。

任务实施

1. 以3~4人为一组，根据上述所学知识，在网络上搜集关于老年人健康管理的阅读材料，撰写对老年人健康管理的初步认识。
2. 小组选出代表，进行课堂演讲，教师给予点评。

任务点评

任务点评表

组别	主题与定位明确（20分）	意义突出（20分）	选取的阅读材料具有典型性（20分）	演讲者思路清晰、语言流畅（20分）	演讲稿展现方式吸引人（20分）	总分（100分）
第1组						
第2组						
第3组						
第4组						
第5组						
第6组						
……						
总评价						
备注						

任务二　管理老年人健康信息

学习目标

『知识目标』

1. 了解老年人健康信息来源、采集原则。
2. 了解老年人健康档案内容。
3. 了解老年人健康信息管理模式。

『能力目标』

1. 能够掌握老年人健康信息采集方法。
2. 能够掌握老年人健康信息管理方法。

『职业素养目标』

1. 对待老年人细心。
2. 对待老年人认真。

情境导入

小王作为一名老年人服务与管理专业的学生,开始学习老年人健康管理知识,这是第二堂课,主要了解老年人健康信息的相关概念。

任务描述

本任务为学习和掌握老年人健康信息采集和管理的知识。以小组为单位,在学习本任务知识后,完成任务点评表。

相关知识

一、老年人健康信息采集手段与方法

(一)健康信息来源

老年人的主要健康和疾病问题一般是在接受相关服务(如预防、保健、医疗、康复等)的过程中被发现和记录的,健康管理相关信息主要来自各类卫生服务记录。常见的有3个方面:一是卫生服务过程中的各种健康信息记录;二是定期或不定期的健康体检记录;三是专题健康或疾病调查记录。

(二)老年人健康信息采集原则与采集方法

老年人健康信息采集是指通过一定的渠道,按照一定的程序,采用科学的方法,对真实、实用、有价值的健康相关信息进行有组织、有计划、有目的采集的全过程。

1. 信息采集原则

1)计划性:根据需求,有针对性、分步骤地收集信息的原则。要做到有计划性地收集信息,首先必须明确目的;其次必须考虑保证重点,全面兼顾;最后要根据需求修订计划。

2)系统性:根据单位性质、专业特点、学科任务等不间断地连续采集信息的原则。

3)针对性:根据实际需要,有目的、有重点,分专业、分学科,按计划、按步骤地收集,以最大限度满足用户信息需求的原则。

4)及时性:根据用户的信息需求,敏捷迅速地采集到反映事物最新动态、最新水平、最新发展趋势信息的原则。

5)完整性:根据用户现在与潜在的信息需求,全面、系统地收集信息的原则。

6)真实性:根据用户需求,采集真实、可靠信息的原则。

2. 信息采集方法

健康管理相关信息主要来自各类卫生服务记录,这些记录按照规定需长期填写,以便充分利用。当需要解决某些专门问题时,常规的记录和报表往往不能提供足够数量的信息,还需要通过专题调查来获取资料,专题调查的方法可分为访谈法、实地观察法及问卷法。

1）访谈法是以谈话为主要方式来了解某人、某事、某种行为或态度的一种调查方法。访问者通过走家访户，或通过信件或现代通信工具直接与被调查者进行口头交谈，从而获得信息。访问者可以单独访问被调查者，也可以同时与多个被调查者进行访谈。

2）实地观察法是由信息采集员到现场对观察对象进行直接观察、检查、测量或计数而取得资料的调查方法。实地观察法主要是耳闻眼看，观察者基本上是单方面进行观察活动，被观察者是被动地处于观察者的视野中，如调查员在现场收集体检标本。实地观察法取得的资料较为真实可靠，但所需人力、物力、财力较多。实际调查中，访谈法与实地观察法常结合使用，互相补充。

3）问卷法是调查者运用事先设计好的问卷向被调查者了解情况或征询意见，是一种书面调查方法。调查问卷简称问卷，实际上就是一种调查表格。问卷调查主要用于了解被调查者的基本身体情况、行为方式、对某些事件的态度及其他辅助性情况。

二、老年人健康档案的建立与使用

（一）建立原则

老年人健康档案的建立，应本着"政策引导、个体自愿"的基本原则。在建档过程中，主要依据"突出重点""循序渐进"的思路，进行健康信息的整合和信息共享。

（二）流程

老年人健康档案的建立流程可参考居民健康档案建立流程（图1-1）。

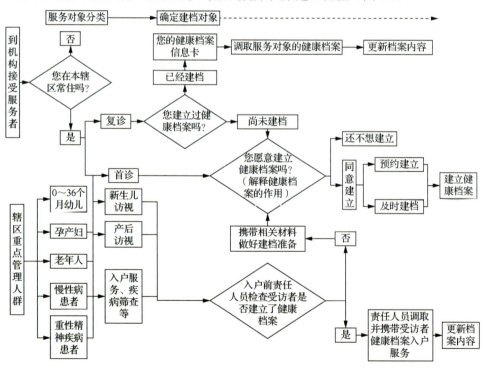

图1-1 居民健康档案建立流程

（三）建档基本要求

1. 资料的真实可靠性

健康档案是由各种原始资料组成的。这些原始资料应能真实地反映个体当时的健康状况，如实地记载其病情变化、治疗过程、康复状况等详尽资料。在记录时，对于某些不太明晰的情况，一定要通过调查获取真实的结果，绝不能想当然地加以描述。已经记录在案的资料，绝不能出于某种需要而任意改动。健康档案除了具有医学效力还具有法律效力，这就需要保证资料的真实可靠。

2. 资料的科学性

健康档案作为医学信息资料，应按照医学的通用规范进行记录。各种图表制作、文字描述、计量单位的使用都要符合有关规定，做到准确无误，符合标准。实际工作中经常使用的健康问题的名称，要符合疾病分类的标准，健康问题的描述符合医学规范。

3. 资料的完整性

健康档案在记录方式上虽然比较简洁，但记录的内容必须完整。一是各种资料必须齐全，一份完整的健康档案应该包括个人、家庭和社区 3 个部分；二是所记录的内容必须完整，如个人健康档案应包括个人的就医背景、病情变化、评价结果、处理计划等。

4. 资料的连续性

以问题为导向的记录方式及其使用的一些表格与传统的以疾病为导向的记录方式有显著区别。以疾病为导向的记录方式是以个人某次患病为完整资料保存下来的，对个人整个生命过程中的健康变化很难形成一个连续性的资料。以问题为导向的记录方式是把个体的健康问题进行分类记录，每次患病的资料可以累加，从而保持了资料的连续性；通过病情流程表，可以把健康问题的动态变化记录下来。

5. 资料的可用性

一份理想的健康档案不应成为一叠被置于柜子里、长期储存起来的"死"资料，而应该是保管简便、查找方便、能充分体现其使用价值的"活"资料。这就需要我们对健康档案的设计要注重科学合理，记录格式要简洁明了，文句描述要条理清晰，善于使用关键词和关键句。

（四）健康档案内容

1. 个人健康档案

个人健康档案是指一个人从出生到死亡的整个过程中，其健康状况的发展变化情况及所接受的各项卫生服务记录的总和。

个人健康档案包括两个部分：一是以问题为导向的健康问题记录；二是以预防为导向的记录。以问题为导向的健康问题记录通常包括个人的基础资料、个人生活行为习惯记录、健康问题描述、健康问题随访记录、转会诊记录等。以预防为导向的记录通常包括预防接种、健康体检记录等，通过预防服务的实施，达到早期发现病患及危险因素，并加以干预的目的。结合这两个方面要素，个人健康档案应由以下内容组成。

（1）个人基本信息表

记录姓名、出生日期、性别、文化程度、婚姻状况、医疗费用支付方式等个人信息；健康行为资料，如吸烟、酗酒、运动、饮食习惯、就医行为等；临床资料，如病人的主诉、既往史、家族史、个人史（药物过敏史等）、各种检查及结果、心理精神评估资料等（表1-1）。

表1-1　个人基本信息表

姓名：				编号：		
性别	0 未知的性别　1 男　2 女　3 未说明的性别				出生日期	
身份证号				工作单位		
本人电话		紧急联系人姓名			紧急联系人电话	
常住类型	1 户籍　2 非户籍		民族	1 汉族　2 少数民族_____		
血型	1 A型　2 B型　3 O型　4 AB型　5 不详/RH阴性：1 否　2 是　3 不详					
文化程度	1 文盲及半文盲　2 小学　3 初中　4 高中/技校/中专　5 大学专科及以上　6 不详					
职业	1 国家机关、党群组织、企业、事业单位负责人　2 专业技术人员　3 办事人员和有关人员　4 商业、服务业人员　5 农、林、牧、渔、水利生产人员　6 生产、运输设备操作人员及有关人员　7 军人　8 不便分类的其他从业人员					
婚姻状况	1 未婚　2 已婚　3 丧偶　4 离婚　5 未说明的婚姻状况					
医疗费用支付方式	1 城镇职工基本医疗保险　2 城镇居民基本医疗保险　3 新型农村合作医疗　4 贫困救助　5 商业医疗保险　6 全公费　7 全自费　8 其他					
药物过敏史	1 无　2 青霉素　3 磺胺　4 链霉素　5 其他					
既往史	疾病	1 无　2 高血压　3 糖尿病　4 冠心病　5 慢性阻塞性肺疾病　6 恶性肿瘤　7 脑卒中　8 重性精神疾病　9 结核病　10 肝炎　11 其他法定传染病　12 其他_____ □确诊时间___年___月/□确诊时间___年___月/□确诊时间___年___月 □确诊时间___年___月/□确诊时间___年___月/□确诊时间___年___月				
	手术	1 无　2 有：名称1_____时间_____/名称2_____时间_____				
	外伤	1 无　2 有：名称1_____时间_____/名称2_____时间_____				
	输血	1 无　2 有：原因1_____时间_____/原因2_____时间_____				
家族史	父亲			母亲		
	兄弟姐妹			子女		
	1 无　2 高血压　3 糖尿病　4 冠心病　5 慢性阻塞性肺疾病　6 恶性肿瘤　7 脑卒中　8 重性精神疾病　9 结核病　10 肝炎　11 先天畸形　12 其他					
遗传病史	1 无　2 有：疾病名称_____					
残疾情况	1 无残疾　2 视力残疾　3 听力残疾　4 言语残疾　5 肢体残疾　6 智力残疾　7 精神残疾　8 其他残疾_____					

（2）个人健康体检表

个人健康体检表包括一般体格检查及部分辅助检查项目。健康体检是为个人设计的终身性定期健康检查，因此体检表信息具有很强的科学性、系统性和针对性，见表1-2。

表1-2 个人健康体检表

姓名：						编号：	
体检日期				责任医生			
内容				检查项目			
症状							
一般状况	体温		℃	脉率			次/分钟
	呼吸频率		次/分钟	血压	左侧		/mmHg
					右侧		/mmHg
	身高		cm	体重			
	腰围		cm	体重指数			
	臀围		cm	腰臀围比值			
	老年人认知功能	1. 粗筛阴性 2. 初筛阳性：简易智力状态检查，总分_____					
	老年人情感状态	1. 粗筛阴性 2. 初筛阳性，老年人抑郁评分检查，总分_____					
生活方式	体育锻炼	锻炼频率	1 每天 2 每周一次以上 3 偶尔 4 不锻炼				
		每次锻炼时间		分钟	坚持锻炼时间		年
		锻炼方式					
	饮食习惯	1 荤素均衡 2 荤食为主 3 素食为主 4 嗜盐 5 嗜油 6 嗜糖					
	吸烟情况	吸烟状况	1 从不吸烟 2 已戒烟 3 吸烟				
		日吸烟量	平均	支			
		开始吸烟年龄		岁	戒烟年龄		岁
	饮酒情况	饮酒频率	1 从不 2 偶尔 3 经常 4 每天				
		日饮酒量	平均	两			
		是否戒酒	1 未戒酒 2 已戒酒，戒酒年龄 岁				
		开始饮酒年龄 岁 近一年内是否曾醉酒					1 是 2 否
		饮酒种类	1 白酒 2 啤酒 3 红酒 4 黄酒 5 其他____				
	职业暴露情况	1 无 2 有（具体职业_____从业时间_____年）					
		毒物种类化学品_____防护措施 1 无 2 有_____					
		毒物_____防护措施 1 无 2 有_____					
		射线_____防护措施 1 无 2 有_____					
脏器功能	口腔	口唇 1 红润 2 苍白 3 发干 4 皲裂 5 疱疹					
		齿列 1 正常 2 缺齿 3 龋齿 4 义齿（假牙）					
		咽部 1 无充血 2 充血 3 淋巴滤泡增生					
	视力	左眼_____右眼_____（矫正视力：左眼_____右眼_____）					
	听力	1 听力 2 听不清或无法听见					
	运动功能	1 可顺利完成 2 无法独立完成其中任何一个动作					

续表

查体	皮肤	1 正常　2 潮红　3 苍白　4 发绀　5 黄染　6 色素沉着　7 其他	
	巩膜	1 正常　2 黄染　3 充血　4 其他_____	
	淋巴结	1 未触及　2 锁骨上　3 腋窝　4 其他_____	
	肺	桶状胸：1 否　2 是	
		呼吸音：1 正常　2 异常_____	
		啰音：1 无　2 干啰音　3 湿啰音　4 其他_____	
	心脏	心率_____次/分钟　心律：1 齐　2 不齐　3 绝对不齐	
		杂音：1 无　2 有_____	
	腹部	压痛：1 无　2 有_____	
		包块：1 无　2 有_____	
		肝大：1 无　2 有_____	
		脾大：1 无　2 有_____	
		移动性浊音：1 无　2 有_____	
	下肢水肿	1 无　2 单侧　3 双侧不对称　4 双侧对称	
	足背动脉搏动	1 未触及　2 触及双侧对称　3 触及右侧弱或消失	
	肛门指诊	1 未及异常　2 触痛　3 包块　4 前列腺异常　5 其他_____	
	乳腺	1 未见异常　2 乳房切除　3 异常泌乳　4 乳腺包块　5 其他_____	
	妇科	外阴	1 未见异常　2 异常_____
		阴道	1 未见异常　2 异常_____
		宫颈	1 未见异常　2 异常_____
		宫体	1 未见异常　2 异常_____
		附件	1 未见异常　2 异常_____
	其他		
现在主要健康问题	脑血管疾病	1 未发现　2 缺血性卒中　3 脑出血　4 蛛网膜下腔出血　5 短暂性脑缺血发作　6 其他_____	
	肾脏疾病	1 未发现　2 糖尿病肾病　3 肾功能衰竭　4 急性肾炎　5 慢性肾炎　6 其他_____	
	心脏疾病	1 未发现　2 心肌梗死　3 心绞痛　4 冠状动脉血运重建　5 充血性心力衰竭　6 心前区疼痛　7 其他_____	
	血管疾病	1 未发现　2 夹层动脉瘤　3 动脉闭塞性疾病　4 其他_____	
	眼部疾病	1 未发现　2 视网膜出血或渗出　3 视神经盘水肿　4 白内障　5 其他_____	
	神经系统疾病	1 未发现　2 有_____	
	其他系统疾病	1 未发现　2 有_____	

		入/出院日期	原因	医疗机构名称	病案号
住院治疗情况	住院史				
		建/撤床日期	原因	医疗机构名称	病案号
	家庭病床史				

续表

	药物名称	用法	用量	用药时间	服药依从性：1 规律　2 间断　3 不服药
主要用药情况	1				
	2				
	3				
	4				
	5				
	6				

	名称	接种日期	接种机构
非免疫规划预防接种史	1		
	2		
	3		

健康评价	1 体检无异常　2 有异常	
健康指导	1 定期随访 2 纳入慢性病患者健康管理 3 建议复查 4 建议转诊	危险因素控制： 1 戒烟　2 健康饮酒　3 饮食　4 锻炼 5 减体重（目标） 6 建议疫苗接种　7 其他

2. 家庭健康档案

家庭健康档案是老年人健康档案中的重要组成部分，其内容包括家庭成员的基本资料、家系图、家庭评估资料、家庭主要问题目录及问题描述、家庭各成员的个人健康记录和家庭生活周期健康维护记录。

3. 社区健康档案

社区健康档案是记录社区自身特征和居民健康状况的资料库。健康管理者可根据社区健康档案中所收集的资料对老年人进行健康需求评价，最终达到以社区为导向进行整体性、协调性健康服务的目的。较完整的社区健康档案一般包括社区基本资料、社区卫生服务资源、社区卫生服务状况、社区居民健康状况等内容。

（1）社区基本资料

1）社区的自然环境状况。社区的自然环境状况包括社区所处的地理位置、范围、自然气候及环境状况、卫生设施和卫生条件、水源、交通情况、宗教及传统习俗等。不同社区的自然环境状况可能存在着很大区别，影响社区居民的危险因素也会有所不同，社区存在的卫生问题也会不同。社区健康档案中，这部分资料可以用社区地图的形式来表示。

2）社区的经济和组织状况。社区的经济和组织状况包括：社区居民的人均收入、消费水平，社区的各种组织机构，尤其是与全科医疗服务相关的一些组织和机构，如街道办事处、居委会、健康促进会、志愿者协会等。

3）社区动员潜力。社区动员潜力是指社区内可被动员起来参与和支持社区居民健康服务活动的人力、物力和财力资源。通常这些资源要由全科医生或相关人员来发现或开发。

社区基本资料的收集，有利于健康管理者了解其所服务社区居民健康状况，对健康管理者的个体化服务或群体服务具有较为重要的意义。

（2）社区卫生服务资源

社区的卫生服务资源分为社区卫生服务机构和社区卫生人力资源状况两个部分。社区卫生服务机构是指社区内现存的、直接或间接服务于社区居民的专业卫生机构。健康管理者对这些资料的掌握，有利于社区居民的协调性服务，也有利于健康管理者向同行进行业务咨询，充分利用社区内资源。社区卫生人力资源，则是指在社区中各类医务人员及卫生相关人员的数量、年龄的结构、职称结构和专业结构等。以上资料可以用图或表格来反映。

（3）社区卫生服务状况

1）一定时期内的患者就诊原因分类、常见健康问题的种类及构成、门诊量、门诊疾病种类及构成；转会诊病种及转至单位和科室、转会诊率、转会诊的适宜程度分析等。

2）家庭病床数、家庭访问人次、家访原因、家庭问题分类及处理情况等。

3）住院情况统计，包括住院率、患病种类及构成、住院的时间等。

（4）社区居民健康状况

社区居民健康状况包括：社区的人口学资料；社区居民健康问题的分布及严重程度；社区居民健康危险因素评估，如饮食习惯、生活压力事件、就医行为、获得卫生服务的障碍等；社区人群的发病率、患病率及疾病构成、病死率及残疾率；社区疾病谱及死因谱等。

1）社区人口学资料包括社区的总人口数、年龄性别构成、职业、负担人口比例、文化程度、文化构成、婚姻构成、出生率、死亡率、人口自然增长率、平均寿命、种族特征等。此类资料的收集可用表格的形式来反映。

2）社区患病资料包括社区人群的发病率、患病率、社区疾病谱等内容。

3）社区死亡资料。常用的死亡指标有死亡率、社区死因谱、婴儿死亡率、特殊人群死亡率、社区死亡顺位等。全科医生可以根据具体情况统计以上资料。

4）危险因素调查、评估与干预。通过问卷调查、个人健康档案资料的积累或其他形式收集社区人群中危险因素的情况，分析该社区居民健康危险因素评估结果，提出该社区居民健康危险因素的干预手段与方法，主要目的是用客观数据来提示患者，激励其改变不健康的生活方式和行为习惯，提高社区居民的健康水平。

三、老年人健康信息管理

（一）数据库的建立

数据库（database）是按照数据结构来组织、存储和管理数据的仓库。随着信息技术和市场的发展，特别是 20 世纪 90 年代以后，数据管理不再仅仅是存储和管理数据，而转变成用户需要的各种数据管理的方式。数据库有多种类型，从最简单的存储有各种数据的表格到能够进行海量数据存储的大型数据库系统，都在各个方面得到了广泛的应用。

当用户需要利用关系数据库系统管理一个部门的数据时，首先要建立关系数据模型，进而按照关系规范化的要求建立起每一个关系，即每一个数据库文件。

（二）信息更新与整理

1. 数据核查

录入数据后，首先必须对录入的数据进行核查。核查数据的准确性分为两步。第一步是运行统计软件的基本统计量过程，列出每个变量的最大值和最小值。如果某变量的最大值或最小值不符合逻辑，说明数据有误。例如，如果年龄的最大值为500，一定有误，利用统计软件的查找功能可找到该数据并改正。第二步是数据核对，将原始数据与录入的数据一一核对，更正错误，有时为了慎重起见，采用双份录入方式，然后用程序一一比较，不一致的一定有错误。

2. 信息整理

信息整理就是将所获取的信息资料分门别类地加以归纳，变成能说明事物的过程或整体。资料的整理一般可分为3步。

1）根据信息资料的性质、内容或特征进行分类。将相同或相近的资料合为一类，将相异的资料区别开来。

2）进行资料汇编。汇编就是按照研究的目的和要求，对分类后的资料进行汇总和编辑，使之成为能反映研究对象客观情况的系统、完整、集中、简明的材料。汇编有3项工作要做：①审核资料是否真实、准确和全面，不真实的予以淘汰，不准确的予以核实准确，不全面的补全找齐。②根据研究目的和研究对象的客观情况，确定合理的逻辑结构，对资料进行初次加工。③汇编好的资料要井井有条、层次分明，能系统完整地反映研究对象的全貌。此外，还要用简短明了的文字说明研究对象的客观情况，并注明资料来源和出处。

3）进行资料分析。运用科学的分析方法对信息资料进行分析，研究特定课题的现象、过程及内外各种联系，找出规律性，构成理论框架。

3. 信息更新

健康管理过程具有连续性，健康管理信息需要不断进行更新。由于人的主要健康和疾病问题一般是在接受相关卫生服务（如预防、保健、医疗、康复等）过程中被发现和被记录的，所以健康管理相关信息主要来自各类卫生服务记录。健康管理信息更新本质上就是将存于各类卫生服务记录中的有关健康信息加以累积并进行分析。

（三）信息合理利用

信息是一种战略资源和决策资源，是可以被健康管理者利用的关键资源。信息利用应贯穿健康管理的始终。健康信息包括健康相关信息（生理、心理、社会适应性、营养与环境、运动与生活方式等）、疾病相关信息、健康素质能力、健康寿命等信息。健康信息可用于服务人群健康状态的评价、健康风险的评估、疾病的预期诊断与预后判断、健康教育等健康管理服务。信息的利用包括个体层面和群体层面。

1. 个体层面的信息利用

个人信息是指在现实生活中能够识别特定个人的一切信息，如姓名、电话号码、家庭住址、身份证号等。个人健康信息是个人信息的组成部分，是指一个人从出生到死亡的整个过程中，其健康状况的发展变化情况以及所接受的各项卫生服务记录的总和。个人健康信息的收集需要确保真实性和客观性。因此，要认真收集，客观及时地记录相关信息。

在健康管理中，个人健康信息的收集结果可用来分析、评价其健康状况和健康危险因素，据此，制订有针对性的个人健康管理计划，提出具体的健康改善目标和健康管理指导方案，并针对健康危险因素的发展趋势进行相应的生活行为方式干预指导。此外，还可用来进行健康管理效果的评价，如对高血压、糖尿病等慢性病管理有效程度的量化评价。

2. 群体层面的信息利用

健康管理者在工作中通过一定的定性与定量的调查研究方法，收集管理群体健康信息的必要资料，通过科学、客观的分析、汇总和评估，进行社区诊断，分析主要健康问题、主要危险因素、主要目标人群，为制订干预计划提供依据，为企业、机关、团体提供群体健康的指导建议和相关的健康需求参考资料；通过讲座、咨询、个别重点对象的针对性指导、服务等方式，落实有效的干预措施，达到最大的防治疾病和改善健康的效果。

群体健康信息在健康管理工作中已经得到了一定的运用。例如，对 236 人进行健康体检，根据受检者提供的个人健康信息调查表及体检结果，对群体健康危险因素的数据进行了汇总分析，该健康管理群体的健康危险因素存在情况如下：61.0%的人膳食结构不合理，29.2%的人缺乏体力活动，14.4%的人吸烟，27.5%的人被动吸烟，3.0%的人饮酒过量，3.0%的人经常熬夜。人群中，有 75.9%代谢紊乱的危险度为高危，63.1%冠心病或脑卒中的发病危险度高于平均危险度，肥胖、超重比例占达 55.1%。据此，得出结论：健康工作应该是全方位的、全覆盖的生命健康的保障体系。第一步，建立健康意识和了解健康知识；第二步，提高人群的健康认识，建立起行之有效的健康路径，做到防病于未然；第三步，在治病过程中给予人群健康理念和健康保障措施。

群体健康信息也可以提供基础数据和结果数据，评价人群健康管理效果，如行为因素流行率、患病率等，以促进健康管理工作的完善和发展。健康管理者应学会充分利用个体和群体健康信息，作出准确的健康教育指导和适宜的健康干预工作。

任务实施

1. 以 3~4 人为一组，根据上述所学知识，在网络上搜集关于老年人健康管理的阅读材料，撰写对老年人健康管理信息的初步认识。
2. 小组选出代表，进行课堂演讲，教师给予点评。

任务点评

任务点评表

组别	主题与定位明确（20分）	意义突出（20分）	选取的阅读材料具有典型性（20分）	演讲者思路清晰、语言流畅（20分）	演讲稿展现方式吸引人（20分）	总分（100分）
第1组						
第2组						
第3组						
第4组						
第5组						
第6组						
……						
总评价						
备注						

任务三　了解老年人健康管理发展状况

学习目标

『知识目标』

1. 了解我国老年人健康管理发展现状。
2. 了解发达国家老年人健康管理发展状况。
3. 了解老年人健康管理发展趋势。

『能力目标』

1. 能够描述我国老年人健康管理发展现状。
2. 能够描述我国老年人健康管理发展趋势。

『职业素养目标』

1. 对待老年人细心。
2. 对待老年人认真。

情境导入

小王作为一名老年人服务与管理专业的学生，开始学习老年人健康管理知识，这是第三堂课，主要了解老年人健康管理发展状况。

任务描述

本任务为了解老年人健康管理国内外发展现状及发展趋势，为理论知识学习。以小组为单位，在学习本任务知识后，完成任务点评表。

相关知识

一、我国老年人健康管理发展现状

我国是世界上老龄化严重的国家之一,并且老龄化的进程在不断加快。

(一)我国健康管理的发展现状

健康管理在我国兴起与快速发展,一方面是国际健康产业和健康管理行业迅猛发展影响的结果;另一方面也是改革开放以来,社会经济持续发展,国民物质与精神生活不断改善与提高,健康物质文化与精神需求增加的结果。目前,健康管理已成为我国提高国民健康水平,扩大内需,拉动消费,促进社会经济可持续发展的重大举措和有效途径。

健康管理在我国最早出现在20世纪90年代后期。1994年,由苏太洋主编的《健康医学》中,将"健康管理"作为完整的一章,比较系统地表述了健康管理的初步概念与分类原则、实施方法与具体措施等。这是迄今为止国内有关健康管理概念的最早文献。

健康管理在我国的真正兴起是在2000年以后,受发达国家,特别是美国、日本等国家发展健康产业及开展健康管理的影响,以健康体检为主要形式的健康管理行业开始兴起;发达国家健康管理的理念、模式、技术与手段开始传播及引入;相关产品技术开始研发和应用(如体检软件等)。

2003年后,随着国民健康意识和健康需求的进一步提高,健康管理(体检)及相关服务机构明显增多,行业及市场化推进速度明显加快,并逐步成为健康服务领域的一个新兴朝阳产业。健康管理行业的快速兴起与发展,催生并推动了健康管理新的医学学科与相关学术机构,如中华医学会健康管理学分会、中华预防医学会健康风险评估与控制专业委员会等,北京、广东、福建、山东、海南、湖北、浙江、天津、四川、上海、重庆、辽宁等省市已经相继成立了中华医学会省级健康管理学分会或协会;《中华健康管理学杂志》也于2007年创刊发行,为学术交流和学科的发展奠定了基础。截至2010年年底,国内健康体检与健康管理相关机构已发展到5000余家,从事健康体检及相关服务人员达到数十万人。

但由于健康管理在我国发展的时间不长,学科理论体系与相关技术方法不够完善,完整的健康管理医学服务模式还没有形成,相关产业模式也比较小,主要以健康体检和相关服务为主,缺乏系统的技术标准和行业规范,总体处在初始发展阶段。

2008年,科技部公布组织实施了第一个健康管理国家支撑计划课题——"中国人个人健康管理信息系统的构建与应用"。健康管理及相关产业正在成为我国现代医学创新体系的重要组成部分和国民经济新的支柱产业之一。相比之下,健康管理的学术理论研究和学科体系建设明显滞后,从而制约了健康管理产业或行业规范协调可持续发展的步伐。因此,必须加快健康管理学术理论研究与学科建设步伐。

中华医学会健康管理学分会的成立、各省市健康管理学分会的成立和《中华健康管理学杂志》的创刊,表明健康管理学作为一门新兴学科受到政府和学术界的关注与认同。而统一健康管理定义,研究构建中国特色的健康管理学科体系,创新健康管理医学服务模式,成为健康管理理论与实践工作者的紧迫任务。同时,对健康管理基础理论及学科体系的探索也未曾停止。

2011年1月，郭清教授主编的《健康管理学概论》由人民卫生出版社出版，该书是国内首部系统、完整地介绍健康管理学理论、技能和实践的著作。该书的出版为适应我国健康管理发展，推动健康管理发展的科学化、规范化、法制化进程，促进健康管理及其健康相关产业的发展起到了理论与实践的指导作用。自2001年国内第一家健康管理公司注册至今，健康管理走过了艰难而关键的道路。其以先进的理念及对国内健康服务的全新视角，逐步获得了社会的认可和响应。以"健康管理"为主题的各类会议、论坛、培训日益增多。但是必须注意的是，目前国内在健康评估、健康维护、健康产品、服务模式、运行模式、服务范围上都与国际先进水平存在一定的差距，我国在健康管理学术理论和技术研究方面还有许多工作要做。不难预见，随着市场环境的日趋成熟，专业人才的不断成长，市场需求和服务资源的有效整合，以及保险业、信息产业和健康管理产业的联合与互助，将有力推动和加速健康管理产业的市场化进程，具有中国特色的健康管理运营模式和服务体系将逐步建立并发展、完善，成为我国健康产业的重要组成部分。

（二）我国老年人健康管理发展

随着中国人口老龄化和高龄化趋势的继续发展，失能老年人数量不断增多，老年人的健康服务需求不断增长。

1）康复护理服务需求不断增长。中国老龄科学研究中心的调查数据显示，我国城乡老年人中需要康复治疗的需求比例为36.5%，需要上门护理服务的比例为36.9%。其中农村老年人对上门护理和康复治疗的需求比例更高，分别为47.7%和45.9%。另据中国发展研究基金会"北京市老龄产业发展状况"项目的调查数据，有33.5%的被访老年人表示未来会使用康复护理服务；到2020年，北京市50岁以上中老年人护理服务的市场规模将达到430亿元左右。

2）护理型养老服务机构需求不断增长。中国老龄科学研究中心的调查数据显示，我国完全失能老年人口占老年人口的比例为6.8%，其中愿意入住养老机构的比例为16.6%。假设老年人口的完全失能比例和入住养老机构意愿的比例不变，根据以往研究，我国失能老年人的平均卧床时间为2.1年，可推算出未来我国失能老年人所需的养老床位数和护理人员数将分别由2015年的489万张和163万人，增长到2050年的1041万张和347万人。

二、发达国家老年人健康产业发展状况

发达国家比我国率先进入老龄化社会，老龄产业起步较早，积累了大量经验。

1）社区照顾首先在英国应运而生。社区照顾是社区内照顾和社区照顾两个方面的结合。它既包括由政府、社区甚至市场化的企业等各种非营利和营利的社会服务机构提供的专业服务，也包括由社区内的居民提供的非正式服务。社区照顾旨在通过充分发挥社区照顾中的决定性因素——家庭成员、亲朋好友、邻居及志愿者等非正规照顾资源的积极性，再由正规照顾资源中的专业人员通过多样化的服务方案形成对非正规照顾的必要补充和支援，从而最终达到老年人社区照顾的目的——正常化和积极的老年生活，使受照顾者的权利和尊严得到体现，需求得到满足，价值和人格得到尊重。

2）老年护理保险制度。老年护理保险制度于 20 世纪 70 年代在美国出现。此后，奥地利、德国、日本等也相继建立了完全独立的法定的保险制度。老年护理保险制度又称长期护理保险制度，是一种健康保险制度。通过合同约定，当被保险人因疾病或衰老而生活无法自理时，入住康复中心或在家接受他人护理时的有关费用由保险人提供补偿。根据实施主体的不同，老年护理保险可分为社会保险制和商业保险制两大类。前者由政府强制实施，以德国、日本等为典型代表；后者由商业保险公司自愿办理，以美国为典型代表。

3）老年住宅市场得到发展。老年住宅市场由对大多数的老年人采取让他们在自家安度晚年的政策，主要发展为老年人上门服务的政策。同时，西方国家根据老龄化的需要和经济承担能力，适度地发展老年公寓。

4）老年教育的兴起。1973 年，法国创立的第一所老年大学标志着老年教育的兴起。在其影响下，欧洲、北美洲的一些老龄化较早的发达国家开始兴办老年大学。世界各国的老年教育大致可概括为 3 种：补偿教育，为因各种原因未能接受高等教育的老年人提供进入大学学习的机会；继续教育，为精力尚好的退休老年人提供继续学习，以便开辟新事业的机会；闲暇教育，老年人可利用闲暇时间发展个人爱好、天赋和潜能，提高生活质量。老年教育模式多种多样，较为稳定的如下：政府投资型，由国家投资开办，老年学校的各项开支列入政府财政预算，以世界上第一个老龄型国家法国、"老人王国"瑞典、"长寿王国"日本、西班牙、德国等为代表。自治自主型，老年人自发组织成立老年大学，所有有专长的老年人都可以执教，采用此种模式的有英国、澳大利亚等。社区型，各个大学连成网络，依托社区，成员自我管理，代表的国家有美国和加拿大。

三、老年人健康管理发展的影响因素

1）国内的老年人管理机构管理还不够规范。例如，在养老院中，老年人的健康信息并不完善，不利于针对老年人的身体健康，提供更加准确的指导。

2）健康管理相关概念和技术研究等都与国际水平有差距，对预防和健康管理重视程度不够。

3）健康管理从业人员专业化程度不高，专业人才匮乏。2005 年，我国出现健康管理师职业，但当时国内尚无一家医学院校培养健康管理专业人才。现在的健康管理师经过健康管理培训机构短时期的培训和考核，获得健康管理师职业证书，以在健康管理机构担任健康管理师。在社区卫生服务机构，人才队伍建设还是相对落后，医生和护士数量不足、服务水平有限，且对健康管理这一概念认识不足。

4）健康管理信息系统数据管理和交流缺乏统一的标准和规范，信息共享程度低。

目前，我国医疗卫生信息系统主要有 3 类：社区卫生服务管理信息系统、体检管理信息系统和医院信息系统，各单一的信息系统技术较为成熟，而真正将以上 3 类信息系统进行较好的整合，发展成为完整个人健康信息管理系统还需探索研究。

① 标准化的信息管理系统，不但包括老年人的所患疾病、每日的病情状况、用药量等，还包括老年人每天的用餐情况、运动娱乐情况等。只有具备综合完善的信息，才能正确地为老年人的身体健康状况提供科学、合理的指导。

② 缺少可视化的健康信息分析系统。数据处理手段运用不足，难以保证及时给出统

计与分析建议。

③ 缺少一体化的针对个人的健康指导体系。调研发现，同一种类型的老年人身体状况的差异性也是很大的。因此，针对每位老年人的身体健康状况，需要给出特定的指导意见。目前，资源有限，还没办法根据老年人的状况给出适合每个人的指导意见。在后续响应国家医养政策的同时，可以通过互联网引入营养师、医生等资源，从而保证他们根据每个人的身体健康状况给出符合每个人身体特征的指导建议。

5）我国健康管理相关法律法规仍不健全。健康管理行业很流行，但市场混乱，存在各种体检中心、健身会所、休闲娱乐中心、保健品推销商等组织和机构，鱼龙混杂。这就要求我国相关职能部门尽快完善健康管理这一行业相关政策的制定，规范健康管理服务市场的运行，以有效地在全国推广健康管理服务。

6）健康管理收费的合理性。这也是影响老年人选择健康服务的因素。健康管理人员素质、服务质量和健康服务的宣传等，都会影响不同经济水平的老年人对健康服务的认可。

四、老年人健康管理发展趋势

我国政府对老龄群体日益重视，积极开展应对人口老龄化行动，先后制定了《中华人民共和国老年人权益保障法》（以下简称《老年人权益保障法》）、《"十四五"国家老龄事业发展和养老服务体系规划》等，推动老龄事业全面协调可持续发展，健全养老服务体系。老年人健康管理发展有如下趋势。

（一）与社区卫生服务建设紧密结合

很多发达国家和一些发展中国家的经验都证明了以社区卫生服务机构为平台开展健康管理的经济有效性。我国社区卫生服务集预防、医疗、保健、康复、健康教育、计划生育指导六位于一体，其宗旨在于为社区居民提供经济、方便、有效、综合、连续的卫生服务。

健康管理实施过程的连续性、长期性等特点，也适合以社区卫生服务机构为平台稳步发展。结合社区卫生服务的特点和需求，健康管理可在以下方面为老年人提供帮助和支持：建立健康档案，识别、控制健康危险因素，实施健康教育，进行健康和医疗需求指导，搭建个人健康信息网络平台，方便社区和指定医院之间的患者信息共享。

（二）健康管理结合健康保险业务

根据我国现有的健康保障运行体系和国家的财力情况，加紧构建健康保险与健康管理密切结合的健康保障体系，从根本上激活健康保险与健康管理两大领域的市场运用和各自的事业发展，实现健康费用利用的最大化，提高全民的健康生活品质。

（三）以医院为依托发展健康管理

随着现代医学模式从以疾病为中心向以健康为中心转变，医院的功能和内涵也应进一步调整，以正确引导现代人的健康需求和健康消费。这就要求医院除面对患者，还要涵盖占人群 90%～95%的亚健康和健康人群。医院拥有强大的患者资料库，其门诊患者可成为潜在的医疗服务需求者和消费者。医院发展健康管理的优势还有医院的人力、物力，可设置专门的健康管理科室，对健康和亚健康人群提供健康咨询、健康评估、健康教育和指导，减少疾病发生的危险因素，并对他们的健康状况进行循环评价；对慢性病患者进行生活方式、运动、心理情感等方面的指导，定期开设慢性病健康教育讲座和发放健康小手册；为出院康复期患者提供正确、规范、科学的康复指导，及时纠正和解答患者在康复期的不正确行为和困惑。

任务实施

1. 以3~4人为一组，根据上述所学知识，在网络上搜集关于老年人健康管理的阅读材料，撰写对老年人健康管理的初步认识。

2. 小组选出代表，进行课堂演讲，教师给予点评。

任务点评

任务点评表

组别	主题与定位明确（20分）	意义突出（20分）	选取的阅读材料具有典型性（20分）	演讲者思路清晰、语言流畅（20分）	演讲稿展现方式吸引人（20分）	总分（100分）
第1组						
第2组						
第3组						
第4组						
第5组						
第6组						
……						
总评价						
备注						

拓展阅读

儋州老年人健康认证管理系统启用 可享受社区免费健康检查

2015年9月18日，居住在那大城区群英居委会的老年人陆续来到社区，享受社区提供的免费健康检查服务。这标志着老年人健康认证管理服务系统正式投入使用。

据了解，近年来，儋州市认真贯彻《老年人权益保障法》，积极推进基本养老保险和基本医疗保险体系建设，解决了全市11万多名老年人的"老有所养、老有所医"等需求问题。为不断满足老年人更高层次的服务需求，儋州市在深入社区、农村和广大群众调研的基础上，从健康检查着手，投入400万元推进老年人健康认证服务系统建设，将健康检查和领取养老金资格认证结合起来，极大地方便了广大城乡老年群众。

据社会保险事业局有关负责人介绍，老年人健康认证管理服务系统建成投入使用，在提高社会保险公共服务能力、提升老年人健康水平和改善老年人生活质量等方面有着重大的现实意义。一是实现了社保就近服务。通过该系统，将老年人领取养老金认证服务延伸到社区、农村，让老年人足不出户办理认证业务；同时，掌握高龄、卧病在床等行动不便老年人的情况，有针对性地帮助老年人解决一些实际问题。二是建立健全老年人健康档案。通过每年2～4次的健康检查，掌握老年人的健康状况，逐步为老年人建立个人健康档案，实施老年人健康动态管理，做到无病早预防，有病早发现、早干预、早治疗，改善老年人生活质量。三是提供医疗保险和健康保健服务。通过健康检查，既有助于老年人申请特殊疾病门诊治疗业务，又有助于组织定点医院深入各社区、农村开展有针对性的医疗义诊服务活动，进一步提高老年人健康水平。

据悉，老年人健康认证管理服务系统现已延伸到儋州市每个镇级就业和社会保障平台、每个村（居）委会、每个国营（地方）农场，健康检测和认证周期可从每年一次，缩短为每季度一次。

（资料来源：儋州老年人健康认证管理系统启用 可享受社区免费健康检查[EB/OL].(2015-09-30)[2020-01-21]. http://hainan.ifeng.com/news/city/danzhou/danzhouyaowen/detail_2015_09/30/4410752_0.shtml.）

项目小结

我国人口老龄化已经呈现加速发展态势，未来我国将成为全球人口老龄化程度最高的国家。老龄化社会带来的是养老保障、医疗保障、养老服务等方面的挑战。对老年人进行完善的健康管理服务，是一项具有重要意义的工作。

本项目是本书学习内容的基础内容，介绍了老年人健康管理的相关概念、宗旨与意义；老年人健康管理基本流程、管理内容及方法；老年人健康管理的发展趋势。

 拓展练习

一、单选题

1. 健康管理由（　　）这两个词复合而成。
   A. 健康和管理　　B. 健康和计划　　C. 组织和协调　　D. 分析和评估
2. 专题调查的方法可分为访谈法、实地观察法及（　　）。
   A. 问卷法　　B. 服务记录法　　C. 耳闻眼看法　　D. 电话采访法
3. 2008年，科技部公布组织实施了第一个健康管理国家支撑计划课题是（　　）。
   A. 中国人个人健康管理信息系统的构建与应用
   B. 中华健康管理
   C. 城市社区养老服务业发展现状分析
   D. 老龄社会

二、多选题

1. 健康管理基本服务的3个步骤是（　　）。
   A. 了解个体的健康　　B. 进行健康及疾病风险性评估

C. 进行健康干预 D. 社会/环境评估

2. 老年人健康信息采集是指通过一定的渠道，按照一定的（　　），采用科学的（　　），对真实、实用、有价值的（　　）进行有组织、有计划、（　　）采集的全过程。（　　）

  A. 程序   B. 方法   C. 健康相关信息
  D. 医疗保健   E. 有目的

3. 世界各国的老年教育可概括为（　　）。
  A. 补偿教育   B. 继续教育   C. 闲暇教育   D. 健康教育

三、简答题

1. 老年人健康管理概念是什么？如何理解这个概念？
2. 简述老年人健康管理的基本服务步骤和服务流程。

项目二

评估老年人健康状况

任务一　采集老年人基本信息

学习目标

『知识目标』

1. 了解老年人基本信息采集的主要内容。
2. 熟悉老年人基本信息采集的方法。
3. 掌握老年人基本信息采集的技巧。

『能力目标』

1. 能与老年人有效沟通，取得老年人的配合。
2. 能准确根据老年人情况选择合适的采集方法。
3. 能准确采集老年人的基本信息。

『职业素养目标』

1. 能尊重老年人。
2. 能关爱老年人。
3. 具有保护老年人安全的意识。

情境导入

张老伯，63岁，退休前是搪瓷厂喷花车间的工人，患有糖尿病、高血压、高脂血症。他吸烟史有45年，每天吸20支左右。3个月前，他因反复呼吸道感染而接受静脉输液加抗生素治疗，一周后痊愈回家休养。小王作为一名社区养老服务中心工作人员，要对张老伯开展一般社会状况评估。

任务描述

本任务为学习老年人基本信息采集知识和技能。以小组为单位，在学习本部分知识后，作为社区养老服务中心工作人员的小王要对张老伯的基本信息进行采集，了解张老伯的基本健康状况，为制订合理的护理计划提供依据。

相关知识

一、采集老年人基本信息的原因

通过采集老年人的基本信息，了解老年人的生理、心理和社会角色变化，为老年人的身体状况评估、功能评估、心理状态评估及生活质量评估提供准备；通过对老年人的基本信息进行分析，量化标准，为老年人制定合理的护理目标和措施。

二、老年人基本信息的主要内容

老年人基本信息包括老年人基本资料、现病史、既往健康史、用药史、家族健康史、生活行为习惯、经济状况及居住环境等。

（一）老年人基本资料

老年人基本资料（base data）包括老年人的姓名、性别、年龄、职业、民族、籍贯、婚姻状况、文化程度、宗教信仰、家庭地址及电话号码、医疗费用支付方式等，资料来源要具备可靠性。

资料中老年人的性别、年龄、职业、民族、籍贯、婚姻状况等可为某些疾病提供有用的信息。例如，性别与某些疾病的发病率有一定关系，甲状腺疾病、系统性红斑狼疮多见于女性；胃癌和食管癌多见于男性；甲型血友病多见于男性，而女性罕见。职业、文化程度、宗教信仰、医疗费用支付方式等有助于了解老年人对健康的态度及价值观，这些资料均可作为进一步收集资料的依据。

（二）现病史

现病史（history of present illness）是详细描述老年人自患病以来疾病的发生、发展和诊疗、护理的全过程。其内容如下。

1）发病情况，包括发病的时间、起病缓急、有无前期症状或诱因。

2）主要症状的询问要点为症状出现的部位、性质、起病情况、持续时间和发作频率、严重程度及有无使其加重或减轻的因素等。

3）伴随症状是指与主要症状同时或随后出现的其他症状，应了解其与主要症状之间的关系及其后来的演变。

4）诊疗和护理经过，包括发病后曾于何时、在何处接受过哪些检查，或药物、饮食、精神、心理等治疗、护理及其结果。

5）疾病对老年人生活的影响。疾病尤其是慢性病患者，可通过询问患者如下问题获取这方面的资料："您所说的不适是否影响了您目前的生活？哪些事您过去能做而现在不能做了？您的家庭生活怎样？您的社会活动情况如何？作为家长、丈夫或妻子，您的角色有何改变？"等。

（三）既往健康史

既往健康史（past health history）是有关老年人过去健康及患病的经历，其目的是了解老年人过去主要的健康问题、求治经验及对自身健康的态度。

1）与现病史有关的儿童期或成人期所患疾病。
2）预防接种史，包括预防接种类型及接种时间。
3）有无外伤、手术史。
4）居住地区的主要传染病或地方病病史。
5）详细询问有无性病接触史及曾否患过性病。
6）既往住院病史，包括住院原因、住院时间、治疗及护理情况等。

（四）用药史

用药史包括老年人过去及目前使用药物的名称、剂型、用法、用量、效果及不良反应等。工作人员特别要询问老年人是否有药物过敏史，对过敏者，应记录过敏时间、过敏反应情况等。了解用药史有助于正确适时指导用药，避免发生药物过敏反应及使用不当或过量而致的毒性反应。同时，可了解老年人的自我照顾能力。

（五）家族健康史

家族健康史（family health history）包括通过询问了解老年人双亲与兄弟、姐妹及子女的健康与疾病情况，是否有与老年人同样的疾病，以及有无血友病、遗传性球形红细胞增多症、糖尿病、高血压、心脏病、肿瘤、精神病、哮喘等具有遗传倾向的疾病史。

（六）生活行为习惯

生活行为习惯包括老年人的饮食习惯、排泄形态、活动与休息状况、有无烟、酒嗜好及其他个人嗜好等。工作人员应询问老年人睡眠后精力是否充沛，有无睡眠异常，如入睡困难、多梦、早醒、失眠，是否借助药物或其他方式辅助入睡。

（七）经济状况

工作人员可通过询问以下问题了解老年人的经济状况。

1）您现在的工作状况，全职、兼职、退休？
2）在您一生当中，主要从事什么工作？
3）您的配偶现在或者以前有工作吗？
4）您的收入来源有哪些，如工资、租金、投资的利润、社会保险、社会补贴、退休金、朋友或家人给予、奖金、私人或企业帮助、福利和其他？
5）您的收入需要负担家里几口人的生活？
6）您的财产和经济来源能否满足紧急情况使用？
7）根据您现在的经济状况是否需要其他人的帮助？
8）您认为您和您的家庭在经济上和同龄人相比较如何？答案：好、一样、差（选其中之一）。

9）您目前的经济状况是否能满足您的需要？答案：能、一般、不能（选其中之一）。

10）您认为您今后的经济状况能否满足您的生活？

（八）居住环境

老年人对其环境的要求为安全、省力、方便、适用、舒适、美观。对老年人居住环境评估的内容包括物理环境和社会环境。

1. 物理环境

1）居家温度和湿度。有无取暖及降温设备；取暖设备是否安全；居住环境是否过于干燥或潮湿等。

2）居家环境。是否明亮整洁；空气洁净程度；有无灰尘、蜘蛛网、昆虫；有无饮用水污染；有无环境噪声等。

3）居家安全。是否有导致不安全的因素，如地面是否平坦、厨房设置是否安全、浴室是否防滑、电源线是否妥善等。

2. 社会环境

1）社区环境。社区是否便利，医院、商店、餐馆、银行、交通、车站、娱乐场所、公园等配套是否齐全；社区是否提供医疗保健服务、家务照护的社会服务等。

2）社会关系。社会关系是指与个体有直接或间接关系的人群关系，反映个体在社会环境中的主观良好状态、社交应对方式及与环境的适应程度，是判断其社会功能的主要指标。对老年人而言，其社会关系主要是指邻里和亲戚朋友关系。评估时，应了解老年人与邻里间的关系、与亲戚朋友的接触频度、参与社会团体情况、参与社会活动频度及有无社会孤立的倾向等。

三、老年人基本信息采集方法

老年人基本信息采集是关于老年人目前、过去健康状况及生活方式的主观资料，是老年人健康状况评估过程的第一阶段。它是经由老年人主诉、家属代诉或评估人员提问所获得的关于健康状况的资料。老年人基本信息的提供有助于确认那些不能满足老年人需要而有待护理介入帮助解决的健康问题。老年人基本信息采集的方法包括会谈法、信息共享系统采集法及网络自评采集法。

（一）会谈法

会谈是采集老年人基本信息的最重要手段。成功的会谈是确保老年人基本信息完整性和准确性的关键。老年人基本信息的采集效果与宽松、和谐的采集环境有关。老年人的疾病状况及会谈的技巧是影响有效会谈的主要因素。

1）病情许可时，应以老年人为直接会谈对象。病情危重者，在作扼要的询问和重点检查后，应立即实施抢救，详细的病史采集稍后补充。

2）会谈开始前，工作人员应先向老年人作自我介绍，说明会谈的目的是采集有关老年人信息以便提供全面的护理，解释除收集有关老年人身体、心理的健康资料外，还需要获得个人和社会背景资料，以使老年人的护理计划个体化。工作人员应向老年人做出病史内容保密的承诺。这些举措对顺利进行会谈是十分重要的。

3）会谈一般从主诉开始，有目的、有序地进行，提问应先选择一般性易于回答的开放性问题，如"您感到哪里不舒服？您病了多长时间了？"然后耐心听老年人叙述。提问中避免使用有特殊含义的医学术语，如"里急后重"等，以免老年人顺口称是，影响病史的真实性。

4）对获取有关老年人基本信息的特殊项目，采用直接提问方式比较合适，直接提问的原则是从"一般到特殊"，如"请告诉我，您胸痛是在右侧或不固定？"直接提问中应避免套问或提示性诱问，如"您的粪便发黑吗？""您是不是下午发热？"而应用"您的粪便是什么颜色？""您一般在什么时候发热？"以免老年人随声附和使资料失真。对老年人回答的定义性描述部分应进一步询问，老年人主诉紧张时，可进一步问："紧张时，您有哪些感觉？"有时可发现紧张的原因其实是心律不齐。部分老年人不能很好表达时，可提供有多项备选答案的问题，如"您的疼痛是钝痛、烧灼痛或别的什么？"会谈中也可根据需要使用闭合性问题，如"您是否吸烟？"。

5）整个会谈过程中，工作人员应对老年人的回答显示出感兴趣和关心的态度，对老年人的陈述应表示理解、认可和同情。当老年人回答不确切时，要耐心启发，如"请再想一想，能不能再确切些"等，注意给老年人充分的时间回答问题。

6）会谈中，工作人员应注意非语言的沟通，如始终保持与老年人眼神的接触、必要的手势及良好的体态语言，否则会使老年人感到工作人员对其回答不感兴趣、漫不经心，从而影响交流。

（二）信息共享系统采集法

充分运用高科技手段，整合社会各界的力量和服务网点资源，以社区为依托，以家庭为单位，以企事业等服务机构为网络支撑，建立全方位的信息化的居家养老服务体系，打造21世纪新型"虚拟敬老院"。真正做到让老年人生活舒心、安心；让老年人子女放心、省心，从而推动家庭和谐、社区和谐、社会和谐。

建立统一规范的老年人服务中心信息管理系统，实现老年人档案、住宿、饮食、监护等管理，并对老年人服务中心的人力资源、固定资产、财务、后勤、日常办公等业务进行信息化管理，实现信息的集中存储，形成一个信息共享体。

（三）网络自评采集法

随着信息技术的发展及网络的普及，很多老年人也使用网络开展健康自评，网络自评平台成为老年人基本信息采集的一种重要途径。工作人员也可以指导老年人选择官方的自评平台开展网络自评。网络健康自评平台全方位收集、记录老年人的基本信息、生活习惯、既往病史、家族史等，为健康管理服务提供基础数据的分析。

任务实施

1. 以 3~4 人为一组，根据所学知识，完成张老伯的健康信息采集。
2. 小组选出代表，进行课堂演讲，并回答其他小组所提出的质疑问题，教师给予点评。

任务点评

任务点评表

组别	内容主题与定位明确（20 分）	意义突出（10 分）	实施计划要点清晰（25 分）	计划实施步骤合理（25 分）	演讲人阐述流利、表达清晰，结果合理,回答问题准确（20 分）	总分（100 分）
第1组						
第2组						
第3组						
第4组						
第5组						
第6组						
……						
总评价						
备注						

拓展训练

案例：陈老师，80 岁，中学教师，已退休。他患有高血压、心脏病。两个月前因走路不慎崴脚，到医院进行治疗，现在家休养。请对陈老师开展社会状况评估，填写老年人基本信息采集表（表 2-1）。

表 2-1　老年人基本信息采集表

1 姓名		
2 评估原因	□首次评估　　□持续评估　　□复核评估	
3 性别	□男　　□女	
4 出生日期	□□□□年 □□月 □□日	
5 身份证号	□□□□□□□□□□□□□□□□□□	
6 户籍		
7 社保卡号（非必选）		
8 民族	□汉族　　□少数民族_____	
9 宗教信仰	□无　　□有_____	
10 文化程度	□文盲　□小学　□初中　□高中/技校/中专　□大学专科及以上　□不详	
11 婚姻状况	□未婚　□已婚　□丧偶　□离婚　□未说明的婚姻状况	
12 子女状况	□无子女　　　□有子女（□健在　　□部分健在　　□离世）	

续表

13 原职业	□公务员　　□教师　　□军人　　□事业单位职工 □企业职工　　□农民　　□商人　　□无固定职业	
14 特殊对象（看相关证件）【可多选】	□0.否　　□1.低保　　□2.城镇"三无"　　□3.农村五保户 □4.计划生育特困　　□5.其他＿＿＿	
15 医疗费用支付方式（看相关证件）【可多选】	□1.城镇职工基本医疗保险　　□2.城镇居民基本医疗保险 □3.新型农村合作医疗　　□4.疾病救助　　□5.商业医疗保险 □6.全公费　　□7.全自费　　□8.其他＿＿＿	
16 经济来源【可多选】	□1.退休金/养老金　　□2.子女补贴　　□3.亲友资助　　□4.其他＿＿＿	
17 居住状况	□1.独居　　□2.与配偶或伴侣同住　　□3.与子女同住 □4.与亲戚朋友等同住　　□5.与非亲属关系的人居住　　□6.入住养老机构	
18 现照料情况	□1.自我照料　　□2.配偶照料　　□3.子女照料　　□4.其他亲属照料 □5.朋友/邻里照料　　□6.自购家政服务（保姆、小时工等） □7.养老机构照料　　□8.社区工作人员/志愿者照料 □9.其他＿＿＿	
19 残疾类别（看相关证件）	□0.无　　□1.视力残疾　　□2.听力残疾　　□3.言语残疾 □4.肢体残疾　　□5.智力残疾　　□6.精神残疾　　□7.多重残疾	
残疾等级	□一级　　□二级　　□三级　　□四级	
20 是否使用辅助工具【可多选】	□0.否　　□1.眼镜　　□2.助听器　　□3.单手拐杖　　□4.助行架 □5.腋下拐杖　　□6.轮椅　　□7.假牙　　□8.义肢　　□9.气垫床 □10.吸痰机　　□11.便盆椅　　□12.氧气筒、制氧机　　□13.其他＿＿＿	
21 现居住地址		
22 联系方式		
23 信息提供来源	□1.本人　　□2.代理人	
24 代理人与老人的关系	□1.子女　　□2.配偶　　□3.亲友　　□4.护理员/看护　　□5.其他＿＿＿	
25 代理人姓名		
26 代理人联系方式		

签名：＿＿＿＿＿＿＿＿＿

附：评估注意事项

1）尊重、关心、体贴老年人，争取充分合作与配合。

2）环境应安全、安静、光线和温湿度适宜。

3）评估按顺序进行，尽量使评估客观、准确。

任务二　老年人日常生活能力评估

学习目标

『知识目标』

1. 认识日常生活能力评估量表。
2. 了解老年人日常生活能力评估的注意事项。
3. 熟悉日常生活能力概念及其影响因素。

『能力目标』
1. 能与老年人愉悦、顺畅地交流。
2. 能准确评估老年人基本日常生活能力。
3. 能准确评估老年人工具性日常生活能力。

『职业素养目标』
1. 能尊重老年人。
2. 能关爱老年人。
3. 具有保护老年人安全的意识。

情境导入

王女士，78岁，6个月前患脑卒中。症状：神志清楚，言语不清晰，可用左上肢握勺进食，右侧肢体功能障碍，既往高血压病史十余年，血压控制良好，由保姆照顾生活起居。小王作为一名社区养老服务中心工作人员，要对王女士的日常生活能力进行评估。

任务描述

本任务为学习老年人日常生活能力评估知识和技能。这是社区养老服务中心工作人员的工作内容之一。以小组为单位，在学习本部分知识后对王女士进行评估。

相关知识

一、日常生活能力的定义及内容

日常生活能力，是指躯体损伤后为满足日常生活活动需要的一种最基本、最具有共性的生活能力，包括进食、穿衣、控制大小便、洗澡和行走，即通常所说的衣、食、住、行和个人卫生。人们在日常生活中，为了照料自己和进行独立的社区活动所必需的一系列的基本活动，也是为了维持生存及适应环境而每天必须反复进行的、最基本的、最具有共性的活动，能完成日常生活活动功能，即意味着有自理能力。日常生活能力反映了人们在家庭、社区中最基本的能力，直接影响人的心理、整个家庭及与社会的联系，也是康复医学中最基本的、最重要的内容。

日常生活能力主要体现在两个方面。一个是基本的日常生活活动，丧失这一层的功能，即失去基本日常生活能力；另一个是工具使用的生活活动，丧失这一层的功能，则不能进行正常的社会活动。日常生活能力是测量老年人健康水平的常用指标，老年人日常生活能力的最终丧失表明其健康期寿命结束，成为失能老人，需要依赖他人照料以维系自我生活。评估人员可采用定性和定量的方法，评估老年人日常生活能力和存在的问题，从而制订防治目标和防治计划。

维系老年人的日常生活能力非常重要，老年人生活自理，能独立生活，就对生活有自我控制力。失能，依赖他人生活，生存质量下降，对心理也是一种打击。俗话说"活得长、老得慢"，就是要提高预期寿命、健康寿命，延缓老年人步入失能失智期。通过健康管理干预措施，维系或促进老年人日常生活能力的提高，是非常必要的。学会评估老年人日常生活能力是老年健康管理者的一项基本技能。

二、老年人日常生活能力评估

由于老化和长期慢性疾病的影响，老年人会有部分功能丧失，极大地影响其生活质量。评估老年人的日常生活能力，有助于了解老年人的生活起居、判断功能缺失，并以此制定照护措施，帮助老年人完善功能并满足其独立生活的需求，提高其生活质量。老年人日常生活能力评估常用的方法有观察法和自述法，评估工具包括日常生活能力量表（activity of daily living scale，ADL）、Barthel 指数评定等。

1. 日常生活能力量表

该量表由基本日常生活能力量表（basic ADL，BADL）和工具性日常生活能力量表（instrumental ADL，IADL）两部分共 14 个项目组成。基本日常生活能力量表一般反映比较粗大的运动功能，常在医疗机构中应用，包含行走、进食、穿衣、梳头/刷牙、洗澡、上厕所 6 个项目；工具性日常生活能力量表大多需要借助工具，反映较精细的功能，多在社区内应用，包括使用公共车辆、做饭菜、做家务、服药、洗衣、购物、打电话、处理自己的钱财 8 项（表 2-2）。

表 2-2　日常生活能力量表（ADL）

基本日常生活能力量表（BADL）		工具性日常生活能力量表（IADL）	
行走	1 2 3 4	使用公共车辆	1 2 3 4
进食	1 2 3 4	做饭菜	1 2 3 4
穿衣	1 2 3 4	做家务	1 2 3 4
梳头/刷牙	1 2 3 4	服药	1 2 3 4
洗澡	1 2 3 4	洗衣	1 2 3 4
上厕所	1 2 3 4	购物	1 2 3 4
		打电话	1 2 3 4
		处理自己的钱财	1 2 3 4

注：1—自己完全可以做；2—有些困难；3—需要帮助；4—自己完全不能做。

评分方法：采用计分法评定。评定时按表格逐条询问，不能回答者可根据观察评定。评分分为 4 级：①自己完全可以做；②有些困难；③需要帮助；④自己完全不能做。结果解释：评分结果分析包括总分分析和单项分分析。总分＜16 分为完全正常，总分＞16 分表示有不同程度的功能下降；单项分 1 分为正常，2~4 分为功能下降；若有两项或两项以上≥3 分或总分≥22 分，提示有明显的功能障碍。表 2-3 是民政部行业标准《老年人能力评估标准》中基本日常生活能力评估内容。

表 2-3　民政部行业标准《老年人能力评估标准》中基本日常生活能力评估内容

评估事项		程度选项
进食	使用餐具将饭菜送入口、咀嚼、吞咽等步骤	独立完成
		使用餐具，能在切碎、搅拌等协助下完成
		使用餐具有困难，进食需要帮助
		不能自主进食，或伴有吞咽困难，完全需要帮助（如喂食、鼻饲等）
修饰及洗浴	修饰、洗浴	独立完成
		修饰能独立完成，洗浴需要协助
		在他人协助下能完成部分修饰；洗浴需要帮助
		完全需要帮助
穿脱衣	穿（脱）衣服	独立完成
		需要他人协助，在适当时间内完成部分穿衣
		在他人协助下，仍需在较长时间内完成部分穿衣
		完全需要帮助
排泄及如厕	小便、大便、如厕等	排泄正常，如厕不需协助
		偶尔失禁，不需协助能如厕或使用便盆
		经常失禁，在很多提示和协助下尚能如厕或使用便盆
		完全失禁，如厕完全需要帮助
移动	站立、转移、行走、上下楼梯等	独立完成
		借助较小外力或辅助装置能完成站立、转移、行走、上下楼梯等
		动则气急喘息，借助较大外力才能完成站立、转移、行走，不能上下楼梯
		卧床不起；休息状态下时有气急喘息，难以站立；移动完全需要帮助

2. Barthel 指数

Barthel 指数是一种评定基础性日常生活能力的工具。Barthel 指数包括 10 项内容，根据是否需要帮助及帮助程度分为 0、5、10、15 四个功能等级，总分为 100 分。得分越高，独立性越强，依赖性越小。若达到 100 分，也不意味着能完全独立生活，也许不能烹饪、料理家务和与他人接触，但不需要照顾，可以自理。Barthel 指数评定简单，可信度高，灵敏性也高，是临床应用最广、研究最多的一种评定方法，不仅可以用来评定治疗前后的功能状况，而且可以预测治疗效果、住院时间及预后。

评分标准：20 分以下，生活完全依赖他人；20~40 分，生活需要很大帮助，依赖明显；40~60 分，生活需要帮助；60 分以上，生活基本自理；100 分为正常。Barthel 指数 40 分以上者康复治疗效益最大。

1987 年修订后的改良 Barthel 指数评定表（modified barthel index，MBI）（表 2-4）更具有临床可操作性和实用性。

表 2-4　改良 Barthel 指数评定表

项目	评分标准
大便控制	0 分＝失禁或昏迷 5 分＝偶尔失禁（每周<1 次） 10 分＝能控制
小便控制	0 分＝失禁或昏迷或需由他人导尿 5 分＝偶尔失禁（每 24 小时<1 次，每周>1 次） 10 分＝能控制
修饰	0 分＝需要帮助 5 分＝独立洗脸、梳头、刷牙、剃须
如厕	0 分＝依赖他人 5 分＝需部分帮助 10 分＝自理
进餐	0 分＝依赖他人 5 分＝需部分帮助（夹菜、盛饭） 10 分＝全面自理（但不包括取饭、做饭）
转移（床椅间）	0 分＝完全依赖他人，不能坐 5 分＝需大量帮助（两人及以上），能坐 10 分＝需少量帮助（一人）或指导 15 分＝自理
平地行走 45m （在病房及其周围， 不包括走远路）	0 分＝不能动 5 分＝在轮椅上独立行动 10 分＝需一人帮助步行（体力或语言指导） 15 分＝独立步行（可用辅助器）
穿衣	0 分＝依赖 5 分＝需一半帮助 10 分＝自理（自己系带、扣扣子、开闭拉链和穿鞋）
上下楼梯（用手杖也算独立）	0 分＝不能 5 分＝需帮助（体力或语言指导） 10 分＝自理（可用手杖等辅助器）
洗澡	0 分＝依赖 5 分＝自理

评分标准：0～20 分：极严重功能缺陷；25～45 分：严重功能缺陷；50～70 分：中度功能缺陷；75～90 分：轻度功能缺陷；100 分：能自理。

三、日常生活功能评估

1. 日常生活功能指数

由 Katz 等设计制定的评定量表（Katz 指数评定），包括洗澡、更衣、如厕、移动、控制大小便、进食 6 项 ADL 功能评分（表 2-5）。

表 2-5　Katz 日常生活功能指数评定表

内容	活动能力		
洗澡：擦浴、盆浴或淋浴	□ 独立完成（洗盆浴时进浴缸自如）	□ 仅需要部分帮助（如背部或一条腿）	□ 需要帮助（不能自行洗浴）
更衣：从衣柜或抽屉内取衣穿衣（内衣、外套），以及扣系带	□ 取衣、穿衣完全独立完成	□ 仅需要帮助系鞋带	□ 取衣、穿衣要协助
如厕：进厕所排尿、排便自如，排泄后能自洁及整理衣裤	□ 无须帮助，或借助辅助器具进入厕所	□ 进出厕所需要帮助（帮助便后清洁或整理衣裤，或夜间用便盆、尿壶）	□ 不能自行进出厕所完成排泄过程
移动：起床、卧床；从椅子上站立或坐下	□ 自如（包括使用手杖等辅助器具）	□ 需要帮助	□ 不能起床
控制大小便	□ 完全能控制	□ 偶尔有失禁	□ 排尿、排便需要别人观察控制，需使用导尿管或失禁
进食	□ 进食自理无须帮助	□ 需帮助备餐，能自己吃食物	□ 需要帮助进食，部分通过胃管进食，或需要静脉输液

评分方法：通过观察，确定 6 个 ADL 功能评分，总分值和活动范围与认知功能相关。结果解释：Katz 认为评估对象功能活动的分级如下：A 表示能独立完成上面 6 项；B 表示能完成以上 6 项中的 5 项；C 表示除洗澡和另一项活动外，能独立完成其余 4 项；D 表示不能洗澡、更衣和另一项活动，能够独立完成其余的 3 项；E 表示不能完成洗澡、更衣、如厕、移动和另外一项活动，余项能够独立完成；F 表示只能独立完成控制大、小便或进食，其余项不能完成；G 表示 6 项都不能独立完成；其他表示至少两项功能不能独立完成，但不能用 C、D、E、F 的分类来区分。通过对评估对象的功能分级进行评估，可描述疾病的严重程度与治疗效果，还可用来预测某些疾病的发展。

2. Pfeffer 功能活动问卷

Pfeffer 功能活动问卷于 1982 年编制，主要适用于更好地筛选和评价功能障碍不太严重的老年患者，即早期或轻度痴呆患者。由于操作方便，所需时间短，常常在社区调查和门诊应用。量表包含 10 个反映老年人活动能力的问题（表 2-6）。

表 2-6　功能活动调查表

反映老年人活动能力的 10 个问题	请圈上最合适的情况			
1. 使用各种票证（正确使用，不过期）	0	1	2	9
2. 按时支付各种票据（如房租、水电费等）	0	1	2	9
3. 自行购物（如购买衣、食及家庭用品）	0	1	2	9
4. 参加有技巧性的游戏或活动（下棋、打麻将、绘画、摄影）	0	1	2	9
5. 使用炉子（包括生炉子、熄灭炉子）	0	1	2	9
6. 准备和烧一顿饭（包括饭、菜、汤）	0	1	2	9
7. 关心和了解新鲜事物（国家大事或邻居中发生的重要事情）	0	1	2	9
8. 持续一小时以上注意力集中地看电视或小说，或听收音机并能理解、评论或讨论其内容	0	1	2	9
9. 记得重要的约定（如领退休金、朋友约会、接送幼儿等）	0	1	2	9
10. 独自外出活动或走亲访友（指较远距离，相当于三站公共汽车站的距离）	0	1	2	9
总分：				

评分方法：由访问员或被试家属完成，做出最能反映老年人活动能力的评分。评分采用 0~2 的三级评分：0 表示没有任何困难，能独立完成；1 表示有困难，需要他人指导或帮助；2 表示本人无法完成，完全或几乎完全由他人代替完成；9 表示该项目不适用，该老年人不从事该项活动。

结果解释：单项分范围 0~2，总分范围 0~20。临界值：总分≥25，或有 2 项或 2 项以上单项功能丧失（2 分）或 1 项功能丧失，2 项以上有功能缺损（1 分）。总分≥5 分，说明社会功能有问题，尚需临床进一步确诊。

3. 高级日常生活活动

高级日常生活活动是指与生活质量相关的一些活动，如娱乐、职业工作、社会活动等，而不包括满足个体保持独立生活的活动。老年人高级日常生活活动能力的缺失一般比日常生活活动和工具性日常生活活动能力缺失较早出现。高级日常生活活动能力的下降，预示有更严重的功能下降，需进一步进行其他功能状态的评估。应该注意的是，以上有关老年人功能状态的评估往往受年龄、躯体健康状况、运动功能和心理因素的影响，对评估结果的解释应慎重。

任务实施

1. 以 3~4 人为一组，根据所学知识，完成王女士的健康信息采集及评估。
2. 小组选出代表，进行课堂演讲，并回答其他小组所提出的质疑问题，教师给予点评。

任务点评

任务点评表

组别	内容主题与定位明确（15分）	意义突出（10分）	实施计划要点清晰（25分）	计划实施步骤合理，能够准确判断老年人疾病康复和预后（30分）	演讲人阐述流利、表达清晰，结果合理，回答问题准确（20分）	总分（100分）
第1组						
第2组						
第3组						
第4组						
第5组						
第6组						
……						
总评价						
备注						

附：评估注意事项

1）尊重老年人。评估前让老年人知情同意，评估时态度和蔼、语调温和、耐心体贴，使用礼貌的称谓及指导用语。

2）避免环境的干扰。提供适宜的环境，选择适当的时间，安静、整洁、舒适的环境，减少外界噪声，并提供足够的照明，评估者应根据老年人的体力、精力等安排适当的时间评估。

3）运用沟通技巧。面对老年人，让他能看到你的嘴唇运动，说话语速减慢、音调放低，一次只提一个问题，而且问题要简单清楚，并给老年人足够的时间思考和理解，必要时使用书写表达或使用助听器可能会更加有效；注意倾听，不要随意打断他们的谈话，尽量让老年人及家属了解评估对他们的积极意义，争取积极配合，避免因为误解而排斥评估。

4）避免霍桑效应。"霍桑效应"是管理学中的一种现象，是指人们由于受到额外的关注而引起绩效上升的情况。老年人在有评估人员在场时，往往会竭力表现自己的能力而掩盖其日常功能下降或丧失的事实，评估时应尽量客观。

任务三　老年人躯体状况评估

学习目标

『知识目标』

1. 了解老年人的生理机能改变和健康问题。
2. 熟悉老年人躯体状况评估的准备和要求。
3. 掌握老年人躯体状况评估的内容和方法。

『能力目标』

1. 能与老年人有效沟通，取得老年人的配合。
2. 能准确根据老年人躯体情况选择合适的评估方法。
3. 能准确评估老年人的躯体状况。

『职业素养目标』

1. 能尊重老年人。
2. 能关爱老年人。
3. 具有保护老年人安全的意识。

情境导入

张大爷，72岁，因半年前发生脑卒中出现左侧肢体功能障碍，视物模糊，在家卧床。小王作为一名社区养老服务中心工作人员，要对张大爷开展相关的躯体状况评估。

任务描述

本任务学习老年人躯体状况评估知识和技能，这是社区养老服务中心工作人员的工作内容之一。以小组为单位，在学习本部分知识后，对张大爷进行躯体状况评估。

相关知识

老年人躯体评估是对老年人开展身体状况检查，收集身心客观性健康资料的方法和手段。客观性健康资料可以协助对被评估者所叙述的主观资料进行鉴别。老年人躯体评估内容包括一般状态、皮肤黏膜、头颈部及各系统的检查。躯体评估方法具有艺术性，要熟练运用其技能与技巧，必须勤于动脑，反复练习。

一、健康史的采集

健康史是有关被评估老年人目前和既往健康状况、影响健康状况的有关因素以及对自己健康状况的认识与反应等方面的资料。健康史的采集是健康评估的基础。采集内容如下。

（一）一般资料

一般资料包括姓名、性别、年龄、民族、职业、籍贯、婚姻状况、文化程度、家庭住址及联系方式、宗教信仰、医疗费支付形式等。另外，对于住院老年人，还应包括入院时间及记录时间、入院方式、病史叙述人及可靠程度、疾病诊断等。

（二）生理健康状况

评估老年人健康问题的发生、发展及应对的全过程，即健康问题的发生情况、主要症状及特点、伴随症状、健康问题的发展演变过程、处理措施及效果。除此之外，还应了解健康问题对老年人的影响，如对睡眠、排泄、活动、日常生活能力、心理情绪的影响。

（三）既往健康状况

老年人既往健康状况可影响目前健康状况及需求，因此，应详细追问老年人的既往疾病史，包括既往患病史（含传染病）、住院史、手术史、外伤史、用药史、过敏史等。

（四）目前用药史

评估目前用药的药物名称、时间、用法、剂量、效果和不良反应，评估老年人的健康用药知识掌握情况和自我保健能力高低。

（五）成长发育史

根据成长发育的相关理论，老年人面临的成长发育任务有适应衰老、适应退休、适应丧偶等。对老年人进行成长发育史的评估时，除了询问其婚姻史及生育史之外，还应了解老年人是否面临退休、丧偶等问题，能否正确应对。

（六）家族健康史

了解被评估老年人直系亲属及其配偶的健康状况，以明确遗传、家庭及环境等相关因素对其健康状况的影响。

（七）日常生活活动能力评估

了解老年人的日常生活能力、生活（行为）方式和兴趣爱好，如生活能否自理、日常活动状况等，帮助了解老年人的功能状态及其危险因素。

二、身体评估的方法

身体评估的基本方法包括视诊（inspection）、触诊（palpation）、叩诊（percussion）、听诊（auscultation）、嗅诊（smelling），简称 IPPAS。评估工作人员应综合运用 IPPAS 方法进行系统检查。

检查顺序分为两种：一种是由头至脚的检查顺序，采取左右两侧对称比较，可避免检查相同部位，并减少翻动被检者的次数，为常用顺序；另一种以解剖系统或器官与所患疾病关系，确定体检先后顺序。两种顺序无优劣之分，可依检查者个人习惯，或视被检者情况而定。

（一）视诊

在适当光线下，用视觉观察老年人全身或局部状态的检查方法（最简单、最易被忽略的方法）。检查内容从一般到特殊，全身一般状态包括发育、营养、体型、面容、体位、神志、姿势及步态等；局部包括皮肤黏膜、头颈、胸廓、腹部、四肢、肌肉、骨骼、关节外形等。特殊观察包括大小、形态、位置、颜色、结构及活动度等。

（二）触诊

通过手的触觉，判断所触及的内脏器官及躯体部分物理性状。触诊前，检查者解释触诊目的和要求，手要温暖，动作应轻柔，从健康部位逐渐移向"病变"部位。检查者一般站立于被检者右侧，面向被检者，以便随时观察其表情变化。腹部检查取屈膝仰卧位，腹肌放松，查肝、脾、肾也可取侧卧位。触诊时手的触觉敏感度并不一样，以指腹和掌指关节掌面两部位最为敏感，手掌尺侧对振动最为敏感，手背对于温度较敏感。触诊方法分为浅部触诊与深部触诊两大类，具体手法如下。

1. 浅部触诊

用右手指或手掌置于被检查部位，轻轻地进行滑动触摸，试探有无抵抗感、波动、浅表肿块或肿大脏器，可触及身体深度 1~2cm 处。浅部触诊（light palpation）主要用于检查体表部位，如胸部、腹部及关节。

2. 深部触诊

深部触诊（deep palpation）又称插入触诊。检查时，检查者用一手或两手重叠，由浅入深，逐渐加压以达深部，探测腹腔深在病变的部位，确定腹腔压痛点。

1）深部滑动触诊：叮嘱老年人张口平静呼吸，辅以谈话，分散其注意力，尽量放松腹肌。以并拢二、三、四指末端逐渐向深部滑动触诊，常用于腹腔深部包块和胃肠病变检查。

2）冲击触诊，又称浮沉触诊法，以三四个并拢手指，近似垂直地放置于腹壁相应部位，做急速而有力的冲击动作，冲击时可出现腹腔内脏器在指端的浮沉感。冲击触诊可用于大量腹水时肝、脾难以触及者或有肿物时的检查。冲击触诊会使老年人感到不适，操作勿用力过猛。

3）深压触诊，又称插入触诊法，以一或两个手指逐渐深压，探测腹腔深在病变部位有无压痛点，如阑尾压痛点、胆囊压痛点等，在深压基础上检查者迅速将手松开，询问老年人是否感觉疼痛加重或察看面部是否出现痛苦表情。

4）双手触诊法，双手合诊，即检查者左手置于被检查脏器或包块的后部，向上用力，将被检查部位推向右手方向。常用于肝、脾和腹腔肿物检查，也是触诊肾脏是否肿大的最好方法。

（三）叩诊

用手指叩击或以手掌拍击身体表面部位，使之振动产生音响，根据振动和音响的特点，以判断被检部位脏器有无异常，称为叩诊。

1. 叩诊方法

叩诊法依照其手法运用的不同，分为直接叩诊法和间接叩诊法两种。

1）直接叩诊法（direct percussion）：用右手中间三指掌面直接拍击被检查部位，适用于胸部或腹部面积较广泛病变，如大面积肺实变、胸膜粘连或增厚、大量胸腔积液或腹腔积液等。

2）间接叩诊法（indirect percussion），叩诊主要方法，最常用于胸部及腹部检查。检查者左手中指作为"叩诊板指"，紧贴于叩诊部位，其余四指及手掌略抬高，勿与体表接触；右手指自然弯曲，中指指端成"叩诊锤"，利用腕关节活动带动叩指，使指端垂直地叩击在左手中指第二指节的"叩诊板上"（图2-1）。叩诊要有节律性，力量要均匀，间隔相等，动作要灵活、短促、富有弹性，叩诊后右手指立即抬起；同一部位每次叩击2~3下，可连续叩击2~3次。叩击动作越轻巧，叩诊音越清晰。

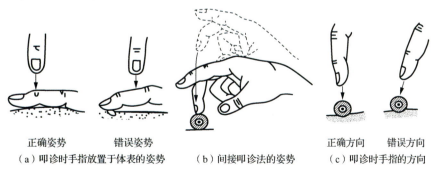

(a) 叩诊时手指放置于体表的姿势　(b) 间接叩诊法的姿势　(c) 叩诊时手指的方向

图2-1　间接叩诊示意图

2. 叩诊音

根据音响频率、振幅和是否乐音等不同，分为清音、浊音、鼓音、实音、过清音5种。

1）清音（resonance）：音调低，频率100～128次/秒，音响中至强，强度不一，持续时间较长，声音呈非乐性中空音，为正常肺部叩诊音，提示肺组织弹性、含气量及致密度正常。

2）浊音（dullness）：音调较高，音响弱，持续时间较短，性质非乐性或重击音。叩诊被少量含气组织覆盖的实质脏器，如心或肝被肺所覆盖部位可听到。临床见于肺炎。

3）鼓音（tympany）：音调高、音响较清音强，持续时间长，声音性质为和谐乐音似鼓音，叩诊含气的空腔器官，如左胃泡区及腹部。临床见于肺内空洞、气胸、气腹。

4）实音（flatness）：音调更高，音响更弱，持续时间更短，声音呈非乐音、不清楚音。见于叩击实质性脏器，如心或肝所产生的音响。临床叩诊大量胸腔积液或肺实变可出现。

5）过清音（hyperresonance）：音调较清音低，音响较清音强，持续时间介于鼓音与清音，性质类乐音似炮击音。胸壁薄儿童及肺组织含气量增多患者可扣到，如肺气肿。

（四）听诊

听诊方法分为直接听诊和间接听诊两种。直接听诊法，是指用耳直接紧贴于老年人体表听诊，只在某些特殊或紧急情况下采用。间接听诊法，是指运用听诊器进行的听诊，应用范围广，用于心、肺、腹部听诊，也用于血管、皮下气肿、肌束颤动、关节活动、骨折面摩擦等声音的听取，为通用的听诊方法。

听诊器分为膜型与钟型两种。膜型听诊器主要听取高调声音，如呼吸音、心音、肠鸣音；钟型听诊器主要听取低调声音，如左房室瓣收缩期或舒张期杂音。

听诊注意事项：听诊器耳件应置于正确方向，保持软、硬管管腔通畅；胸件紧贴被检部位，避免与皮肤摩擦而产生附加音。保持环境安静、温暖、避风，被检者不说话，以防造成杂音。检查者应温暖双手与听诊器，以防患者发抖，出现附加音。患者体位适当，不过多翻动患者。听诊注意力集中，摒除其他声音干扰。

（五）嗅诊

嗅诊是指用嗅觉鉴别患者散发的、呼出的及排出物气味的检查方法。异常气味常来自患者的皮肤、口腔、呼吸道、胃肠道、呕吐物、排泄物、脓液及血液等。

1）汗液味：酸性汗味见于风湿热长期服用水杨酸制剂者；狐臭者可有腋臭。

2）呼气气味：饮酒者有酒味；烂苹果味见于糖尿病酮症酸中毒；肝性脑病患者有肝臭（一种特异性鼠臭味）；尿毒症者可有尿氨味；有机磷和敌敌畏中毒者会出现大蒜。

3）痰液：血腥味见于咯血患者；痰呈恶臭味见于支气管扩张及肺脓肿厌氧菌感染的患者。

4）脓液味：脓液恶臭见于气性坏疽或厌氧菌感染患者。

5）呕吐物：胃潴留或幽门梗阻者有酸酵宿食味或腐败味；粪味见于肠梗阻或腹膜炎患者。

6）粪便味：菌痢者大便有腥臭味；肝腥味见于阿米巴痢疾患者；腐败气味见于消化不良患者。

7）尿液味：有机磷农药中毒者呈大蒜味；膀胱炎患者的尿有浓烈的氨味。

三、身体评估的内容

对老年人进行身体评估时，检查者应充分考虑其生理、心理的特点，避免老年人在检查时受凉、过度疲劳和意外损伤。评估内容如下。

（一）生命体征

1. 体温

老年人基础体温和最高体温均较年轻人低，如果其午后体温比清晨高1℃以上，应考虑有发热情况。

2. 血压

老年人高血压和直立性低血压很常见，因此为老年人测量血压时应测卧位血压和直立位血压。测定方法：先平卧10分钟后测血压，然后在直立后1分钟、3分钟、5分钟时各测血压1次。例如，直立时任何一次收缩压降低的范围≥30mmHg和舒张压降低的范围≥15mmHg，可诊断为直立性低血压。

（二）一般状况

1. 身高、体重

老年人从50岁开始，身高逐渐缩短。由于肌肉和脂肪组织的减少，80～90岁时，老年人体重明显减轻。

2. 意识状态

通过评估老年人对周围环境的认识和对自身所处状况的自我识别能力，判断有无颅内病变。

（三）体表

1. 皮肤

老年人皮肤干燥，变薄，弹性丧失，毛发稀少，出现皱纹、色素沉着（老年斑）。对于活动受限的老年人，应评估皮肤的完整性，注意检查有无压疮。

2. 头发

头发变灰、白，发丝变细，稀少，脱发。

3. 指（趾）

甲变厚、变黄、变硬，出现灰指（趾）甲。

（四）头面部

1. 眼与视力

由于脂肪组织的减少，老年人眼睛呈凹陷状，眼睑皮肤松弛、下垂，皱纹增多；泪腺分泌减少，出现眼干；角膜缘脂质沉积而形成灰白色的环，即角膜老年环，角膜出现白灰色云翳；睑结膜常因慢性炎症而充血，应注意其掩盖贫血的程度；晶状体韧性下降，睫状肌肌力减弱，眼的调节能力下降，出现老视；瞳孔缩小、视网膜视紫质再生能力减退致使暗适应能力低下，暗适应、色觉的衰退和障碍，辨色能力减退；晶状体增厚，前房中心变浅，房角关闭影响房水回流，眼内压升高。随着年龄增加，老年人多发生玻璃体混浊、老年性白内障、青光眼、眼底动脉硬化、眼底出血等，严重影响老年人的视功能。

2. 耳与听力

老年人的耳郭增大，皮肤干燥，失去弹性，耳垢干燥。老年人的听觉随年龄增加逐渐减退，出现老年性耳聋，甚至听力丧失（以高频听力损失为主），常伴有耳鸣。

3. 鼻与嗅觉

老年人的鼻腔黏膜萎缩变薄、干燥。嗅神经减少、萎缩、变性，对气味的分辨力减退。

4. 口腔

老年人的唾液分泌减少，口腔干燥；味蕾萎缩，数量减少，功能退化，对食物的敏感性降低，常使老年人食而无味，影响老年人的食欲；牙龈萎缩，出现牙周疾病；由于长期的磨损及衰老的影响，多有牙齿颜色改变和缺失，常有义齿。

（五）颈部

检查者评估老年人颈部的外形与活动情况、有无颈部包块、颈静脉充盈度及颈部血管杂音、甲状腺有无肿大、气管有无移位。老年人颈部强直可能与脑血管病、颈椎病、颈部肌损伤、帕金森病、脑膜刺激征等多种疾病有关。颈部血管杂音可以是颈动脉硬化狭窄所致，也可以是心脏杂音传向颈部。

（六）胸部

1. 胸肺部

检查老年人胸肺部的过程与其他成年人相同。老年人，尤其是慢性支气管炎患者，其胸廓常呈桶状改变；胸廓弹性降低，扩张受限。由于生理无效腔增多，肺部叩诊常为过清音；呼吸音减弱，常可闻及少量湿啰音。

2. 心前区

由于老年人肩部狭窄，脊柱后凸，心脏下移，心尖冲动可出现在锁骨中线旁；心尖冲动幅度减小；第一及第二心音减弱，心室顺应性减低可闻及第四心音，主动脉瓣、二尖瓣钙化、纤维化，脂质堆积，瓣膜僵硬和关闭不全，听诊可闻及异常的收缩期杂音。

3. 乳房

女性老年人乳房常变长、平坦，乳腺组织萎缩。检查的重点在于有无肿块。

（七）腹部

老年人腹部皮下脂肪堆积隆起，腹肌松弛，肠蠕动减少，肠鸣音常常减少。

（八）会阴部

女性老年人由于体内雌激素的缺乏，阴毛呈灰色，稀疏；外阴萎缩；阴道黏膜干燥；子宫、卵巢缩小，常出现外阴瘙痒、外阴炎、老年性阴道炎。男性阴茎、睾丸变小，前列腺增生，膀胱容量减少，常出现排尿障碍。

（九）脊柱四肢

脊柱四肢方面的检查内容包括脊柱的弯曲度、活动度及关节活动范围。老年人常有以下改变：上部脊柱和头部前倾，脊柱后凸，脊柱变短，身高降低；肌张力下降；关节活动受限等。

（十）神经系统

老年人由于神经冲动传导速度的减慢，反应变慢，动作协调能力下降；小脑纹状体系统缺血萎缩常导致前庭平衡运动觉紊乱，出现步态蹒跚、震颤；躯体感觉神经功能衰退导致立体判断能力下降，出现位置分辨能力障碍；感觉功能减退，视、听、嗅、味、触、压痛、冷热感觉普遍减低。

四、辅助检查

由于生理机能老化，老年人身体辅助检查与其他成年人有一定差异，评估时应注意区分生理性老化和病理性改变。

（一）实验室检查

1. 常规检查

1）血常规：老年人外周血液中红细胞、血红蛋白和血细胞比容随着年龄的增加而略有下降，但仍在成年人的正常范围内，男女性别差异消失。

2）尿常规：由于肾排糖阈值升高，老年人会出现血糖升高，而尿糖阴性的现象。另外，老年人泌尿系统对感染的防御能力降低，出现尿中白细胞增多或菌尿的现象。一般认为，老年人尿沉渣白细胞计数＞20个/HP才有临床意义。

2. 生化检查

1）电解质。电解质主要表现为血清钙和磷的差异。具体而言，男性血清钙随年龄增长逐渐下降，女性血清钙则逐年升高；血清磷随年龄增高而降低。

2）血脂。大量流行病学调查结果表明，进入成年期后，随着年龄的增加，个体体内血清总胆固醇和甘油三酯水平逐渐升高，男性在40～50岁达高峰，女性在50～60岁达高峰，随后逐渐下降；低密度脂蛋白随增龄而增高，40～50岁达高峰，随后逐渐降低；高密度脂蛋白随增龄而降低。

3）血糖。老年人空腹血糖随年龄上升而增加，葡萄糖耐量则随年龄增长而下降。老年糖尿病患者很常见，应注意监测其空腹和餐后血糖。

3. 功能检查

1）肝功能。随着年龄的增加，老年人清蛋白下降，α_1、α_2、β、γ球蛋白增高，肝功能白球比例（白球比）A/G降低。另外，肝脏酶活性降低，解毒功能减弱，容易出现药物性肝损伤。

2）肾功能。随着年龄增长，老年人肾小球滤过率降低，导致尿素氮、肌酐和尿酸发生改变。另外，肾小管功能减退，再吸收和浓缩能力降低，尿比重下降。

3）肺功能检查。肺泡数目减少，弹性下降，肺通气不足；肺毛细血管黏膜表面积减少，肺灌注量减少，肺换气能力下降。

4）内分泌功能检查。老年人甲状腺功能下降，甲状腺素代谢降低，T_4转化为T_3的比率降低，T_4略高，反T_3（rT_3）水平有所增高。基础代谢及甲状腺碘-131吸收率减低。女性老年人绝经后，雌激素水平下降，骨质丧失加速；男性老年人睾丸功能下降，性功能下降。另外，由于抗利尿激素分泌的改变，易出现直立性低血压与体液平衡失调。

（二）心电图检查

老年人的心电图常有轻度非特异性改变，包括P波轻度平坦、T波变平、P-R间期延长、ST-T段非特异性改变、电轴左偏倾向和低电压等。

任务实施

1. 以3～4人为一组，根据所学知识，完成张大爷的健康信息采集及身体状况评估。

2. 小组选出代表，进行课堂演讲，并回答其他小组所提出的质疑问题，教师给予点评。

任务点评

任务点评表

组别	内容主题与定位明确（20分）	意义突出（10分）	实施计划要点清晰（25分）	计划实施步骤合理（25分）	演讲人阐述流利、表达清晰，结果合理，回答问题准确（20分）	总分（100分）
第1组						
第2组						
第3组						
第4组						
第5组						
第6组						
……						
总评价						
备注						

附：评估注意事项

1）评估者首先表明自己身份，向老年人及其家属说明评估目的、评估的部位和方法、评估持续时间，取得老年人的配合与支持。评估开始前，评估者洗手，注意保护老年人的隐私，选择合适的评估方法。

2）建立良好的护患关系。评估前让老年人知情同意，评估时注意保持尊重、友善和诚恳的交谈态度，询问确实需要了解的健康内容；有足够的耐心，仔细询问、倾听，适时反馈；避免与老年人争辩，以免其沉默不言或趋向自卫等。

3）保护老年人的隐私。选择适当的时间，安全、安静、温湿度适宜的环境。

4）向老年人作自我介绍，说明采集目的，取得老年人的配合，采用会谈方式收集健康资料时，要注意内容有目的、有顺序地进行，且提问一般选择易于回答的开放性问题，然后耐心倾听。

5）身体评估时动作要轻柔，勿轻易下结论，若有疑问需开展进一步的检查。

任务四　老年人社会心理评估

学习目标

『知识目标』

1. 了解老年人的心理状况，判断老年人心理方面现存的或潜在的健康问题。

2. 了解影响老年人心理健康的家庭和环境因素、社会文化背景。
3. 掌握老年人社会心理评估的内容和方法。

『能力目标』

1. 能与老年人开展有效沟通。
2. 能根据老年人情况选择合适的评估方法。
3. 能为老年人开展相应的社会心理状况评估。

『职业素养目标』

1. 能尊重老年人。
2. 能关爱老年人。
3. 能保护老年人隐私。

情境导入

李奶奶今年82岁，老伴去年突发脑出血过世。李奶奶共生有二子一女，均已成家立业。大儿子出国留学，现已定居美国；二儿子在县城工厂就职，娶妻生子；小女儿从戏剧学院毕业当了演员，经常出外景拍戏。李奶奶的三个儿女都很少回来看望她，现在就李奶奶一人"留守"在老房子里。前几年李奶奶身体还算硬朗，这两年每况愈下，李奶奶总感觉自己可能会很快就跟老伴见面了。小王作为一名社区养老服务中心工作人员，需对李奶奶的社会心理状况进行评估。

任务描述

本任务学习老年人社会心理评估知识和技能。以小组为单位，在学习本部分知识后，对李奶奶开展社会心理评估。

相关知识

老年人的生理健康与其心理、社会功能密切相关，这就要求工作人员在对老年人开展健康照护时，不仅评估老年人的生理方面，还要对老年人的社会心理等多方面进行评估，从而为老年人提供身心整体护理。本任务讲述老年人社会心理评估的认知功能评估、老年人情绪和情感状态评估、老年人角色与角色适应评估、老年人家庭评估、老年人环境评估。

一、老年人认知功能评估

（一）概述

认知是人脑对客观事物的特性与联系的反映，是在过去的经验及对有关线索进行分析的基础上形成的对信息的理解、分类、归纳、演绎及计算。认知过程包括感觉、知觉、注意、记忆、智力、思维和言语等。

（二）老年人认知功能的特点

老年人受生理机能老化和疾病的影响，认知状态常有以下改变。

1. 感觉

受感觉器官敏感性降低的影响，老年人多出现感觉反应异常，如对视、听、嗅、味、触、压痛、冷热感觉反应普遍减低，平衡能力下降等。

2. 知觉

由于人们对当前周围事物知觉的形成依赖于过去的经验基础，因此，老年人的知觉仍保持较高水平的正确性，只不过受感觉器官敏感性的影响，其反应速度相对减慢。老年人常见的知觉问题是定向力障碍，进而影响其对时间、地点、人物的判断。

3. 注意

老年人常有注意力不集中或难以集中的现象，表现为看书、看报时间不长久，听他人发言不能专心致志，思想易开小差，甚至打牌、下棋精力也会逐渐分散。

4. 记忆

在老化过程中，记忆的变化是较敏感和易于发现的指标，老年人的记忆改变常有如下特征。

1）初级记忆与次级记忆。老年人初级记忆较次级记忆好。初级记忆是人们对于刚刚看过或听过的，当时还在脑子里留有印象的事物的记忆。初级记忆随年老而减退较缓慢，老年人一般保持较好，与青年人差异不显著。次级记忆是对于已经看过或听过一段时间的事物，经过复述或其他方式加工编码，由短时储存转入长时储存，进入记忆仓库，需要时加以提取。这类记忆保持时间长。次级记忆随年老而减退明显多于初级记忆，年龄差异较大。

2）再认与回忆。老年人再认能力明显比回忆能力好。再认是指当人们对于看过、听过或学过的事物再次呈现在眼前，能立即辨认出是自己曾经感知过的；而回忆是刺激物不在眼前而要求再现出来，其难度大于再认，因此回忆的年龄差异大于再认的年龄差异。

3）意义记忆与机械记忆。老年人意义记忆比机械记忆减退缓慢，他们对有逻辑联系和有意义的内容，尤其是一些重要的事情或与自己的专业、先前的经验和知识有关的内容，记忆保持较好，说明信息储存的效果在于目前的信息与过去已学过的能否有很好的联系。意义记忆出现减退较晚，一般到六七十岁才有减退；相反，老年人对于需要死记硬背，无关联的内容很难记住，机械记忆减退较多，出现减退较早，四十多岁已开始减退，六七十岁减退已很明显。这些结果也说明不同性质的记忆出现年老化的时间不同，记忆减退是有阶段性的。

5. 智力

智力是一种整体的、综合的能力，主要包括注意、记忆、想象、思维、观察、实践操作和环境适应等方面。霍恩（Horn）和卡特尔（Cattell）认为将智力分为液态智力和晶态智力两类，前者主要与人的神经系统的生理结构和功能有关，如知觉整合能力、近事记忆力及注意力等；后者与后天的知识、文化及经验的积累有关，如词汇、理解力和常识等。总的来说，老年期液态智力减退较早，下降明显，而晶态智力往往在70~80岁才开始下降，且减退速度缓慢。

6. 思维

老年人思维能力的生理性老化出现得较晚，但是由于感知和记忆衰退的影响，其概念、逻辑推理和问题解决能力减退，尤其表现在思维的敏捷度、流畅性、灵活性、独特性及创造性等方面。老年人思维的病理改变主要表现为思维迟钝、贫乏，思维奔逸，强制性思维和逻辑障碍等。

7. 言语

部分老年人出现言语能力的下降，这不仅仅是因为其听觉系统对不同频率声音感受性降低，同时其听懂言语的能力也在下降。老年人认知的衰退受生理老化和疾病的双重影响，存在很大的个体差异性。应该指出的是，其记忆、智力、思维、言语等能力仍然存在一定的可塑性，坚持适当的脑力锻炼和认知训练，保持积极的生活态度，维持稳定的情绪，可延缓衰退进程。

（三）老年人认知功能评估方法与内容

简易精神状态量表（mini-mental state examination，MMSE）（表2-7），是由Folstein于1975年编制，是最有影响力的认知缺损筛选工具之一。

表2-7 简易精神状态量表（MMSE）

题号	检查内容	记分
1	现在是哪一年？	
2	现在是什么季节？	
3	现在是几月份？	
4	今天是几号？	
5	今天是星期几？	
6	我们现在是在哪个国家？	
7	我们现在是在哪个城市（省）？	
8	我们现在是在哪个城区（市）？	
9	这里是哪个医院（胡同）？	
10	这里是第几层楼（门牌号是多少）？	
11	复述："树"	
12	复述："钟"	
13	复述："汽车"	
14	100－7=？	
15	（出示铅笔）这个东西叫什么？	

续表

题号	检查内容	记分
16	（出示手表）这个东西叫什么？	
17	请你读一读这句话，并按上面的意思去做。"闭上你的眼睛"（卡片）	
18	我给你一张纸，请你按我说的去做。"用右手拿着这张纸"	
19	"用两只手将它对折起来"	
20	"放在你的左腿上"	
21	请你给我说一个完整的句子	
22	93－7＝？	
23	86－7＝？	
24	79－7＝？	
25	72－7＝？	
26	回忆刚才的三个词"树"	
27	回忆刚才的三个词"钟"	
28	回忆刚才的三个词"汽车"	
29	请你跟我说"如果、并且、但是用得太多"	
30	（出示图案）请你按这个样子把它画下来。	

选择安静无干扰的地方进行测试，由测试者直接询问被试者，一般 5～10 分钟可以完成。结果解释：回答或操作正确得 1 分，错误得 5 分，拒绝或不会得 9 分和 7 分；总分范围为 0～30 分；根据总分判断老年人的认知功能应结合其受教育情况划分，标准为未受教育者 17 分，教育年限≤6 年者 20 分，教育年限>6 年者 24 分，低于各教育年限对应分界值认为有认知功能缺损。

二、老年人情绪和情感状态评估

（一）概述

情绪和情感（emotion and feeling）是指人对客观事物是否符合自身的需要而产生的态度和体验。需要是情绪、情感产生的基础，需要获得满足产生积极的情绪和情感，反之则导致消极的情绪和情感。

（二）常见的异常情绪和情感状态

进入老年期，老年人的情绪往往变得不太稳定，常常有容易动情、反复无常、固执、焦虑、抑郁等表现，极大地影响其人际关系和身心健康。焦虑和抑郁是最常见异常情绪和情感状态。

1）焦虑是人们对环境中一些即将来临的危险或重要事件紧张不安的情绪状态。焦虑是一种很普遍的现象，几乎人人都有过焦虑的体验。一定程度的焦虑是有用的，甚至是必要的。但是，过度的、无端的焦虑就属于病理性的，出现对不确定的客观对象和具体而固定的观念内容的害怕，并伴有血压升高、心率增快、出汗、面色苍白、口发干、坐立不安等一系列的症状。

2）抑郁是一组以情绪低落为特征的情绪状态。在抑郁状态下，个体会有悲观、失望、无助、冷漠、绝望等不良心境，并产生消极的自我意识。在行为方面，个体会有活动水平下降、言语减少、兴趣减退、回避他人的特点。在生理功能方面，还会出现睡眠障碍、食欲性欲减退、内脏功能下降及自主神经功能紊乱的症状。

（三）情绪和情感状态评估方法与内容

1. 交谈法

采用开放式和非开放式提问方式与被评估者交谈，收集有关情绪、情感的主观资料。例如，有什么事情使你感到特别高兴、忧虑或沮丧？这样的情绪存在多久了？

2. 观察法

观察法用于收集与被评估者情绪、情感有关的客观资料，如面部表情、动作表情及语言表情等。

3. 量表评定法

量表评定法是评估情绪情感较为客观的方法。分别采用焦虑状态自评量表（表2-8）、抑郁状态自评量表（表2-9）。

表2-8 焦虑状态自评量表

项目	1 没有或很少时间有	2 小部分时间有	3 相当多的时间有	4 绝大部分或全部时间有
1. 你觉得最近比平常容易紧张、着急吗？				
2. 你无缘无故地感到害怕吗？				
3. 你是否感到心烦意乱或觉得惊慌？				
4. 你是否有将要发疯的感觉？				
5. 你是否感到不如意或觉得其他糟糕的事将要发生在你身上？				
6. 你是否感到自己发抖？				
7. 你是否常感到头痛、胃痛？				
8. 你是否常感到疲乏无力？				
9. 你是否发现自己无法静坐？				
10. 你是否感到心跳得很厉害？				
11. 你是否常感到头晕？				
12. 你是否有过晕厥或觉得要晕倒？				
13. 你是否感到气不够用？				
14. 你是否感到四肢或唇周麻木？				
15. 你是否感到心里难受、想吐？				
16. 你是否常要小便？				
17. 你手心是否容易出汗？				
18. 你是否感到脸红发烫？				
19. 你是否感到无法入睡？				
20. 你是否常做噩梦？				

注：使用指南：每一项目按1、2、3、4四级评分。评定完后将20项评分相加，然后乘以1.25，取其整数部分，即得到标准总分。50分以下，正常；50~59分，轻度焦虑；60~69分，中度焦虑；70分以上，重度焦虑。

表 2-9　抑郁状态自评量表

项目	1 没有或很少时间有	2 小部分时间有	3 相当多的时间有	4 绝大部分或全部时间有
1. 你感到情绪沮丧、郁闷吗？				
*2. 你要哭或想哭吗？				
3. 你早晨醒来心情好吗？				
4. 你入睡困难吗？经常早醒吗？				
*5. 你最近饭量减少了吗？				
*6. 你感到体重减轻了吗？				
7. 你是否对异性感兴趣？				
8. 你的排便习惯有何改变？常为便秘烦恼吗？				
9. 你感到心跳得很厉害吗？				
10. 你容易感到疲劳吗？				
*11. 你是不是总感到无法平静？				
*12. 你是否感到你做事的动作越来越慢？				
13. 你是否感到思路混乱无法思考？				
*14. 你是否感到内心空荡荡的？				
15. 你对未来充满希望吗？				
*16. 你是否感到难以做出决定？				
*17. 你容易发脾气吗？				
18. 你对以往感兴趣的事还感兴趣吗？				
19. 你是否感到自己是无用之辈？				
*20. 你是否有轻生的念头？				

注：使用指南：同焦虑状态自评量表。*为反向提问项目。50 分以下，正常；50～59 分，轻度抑郁；60～69 分，中度抑郁；70 分以上，重度抑郁。

三、老年人角色与角色适应评估

（一）概述

角色，又称社会角色，是指社会所规定的一系列与社会地位相对应的行为模式，以及社会对处于某一特定位置的个体的行为期待。任何角色在社会中都是与其他角色相互依存而存在的。每个人一生中会获得多种角色，在不同的时间、空间，执行不同的角色并相互转变。

每个特定的角色都有其特定的权利、义务和行为准则，个体依据自身对角色期望的认识和理解，不断调整自己的角色行为，使之与角色期望逐渐吻合，这个过程即为角色适应。

（二）老年人角色变更

1. 社会角色变更

社会角色变更主要是指社会政治、经济地位的变化所带来的角色改变。进入老年后，人都将面临由社会主宰者变成社会依赖者，由社会财富创造者变为社会财富消费者的角色转换问题。

2. 家庭角色变更

老年人在离开工作岗位后，生活的重心放在家庭，其角色由原来的父母转换为祖父母、外祖父母角色，担当照料第三代的责任。另外，对于老年丧偶者，则应考虑到部分角色的丧失。

3. 角色期望变更

角色期望是指一个人对自己的角色所规定的行为和性质的认识理解和希望。随着社会的进步和观念的转换，老年人对其角色的期望也随之改变。他们不仅要接受和理解当代社会对老年人角色的要求和期望，还倾向去创造和建立当代老年人的典型角色，如更加独立、发挥余热等，这种角色期望的变更具有重要的行为意义。

（三）老年人角色适应不良的常见类型

1）角色冲突。由于角色期望与角色表现间差距太大，或突然离开熟悉的环境来到一个要求不同的新环境，个体难以适应而发生心理冲突与行为矛盾。例如，原本身体健康的老年人突遇交通事故而受伤住院，刹那间变成老年患者并要求履行患者角色义务，就会感到难以适应，产生角色冲突。

2）角色模糊。对老年角色期望不明确，不知道承担这个角色应该如何行动，如新退休老年人不适应脱离工作岗位的改变，不知该怎样安排日常生活。

3）角色行为异常。在适应角色改变的过程中出现情绪低落、悲观、失望，自暴自弃，漫骂攻击他人，破坏公物、家具，自虐、自残行为。

4）角色行为强化。老年人因老化、患病而自信心减弱，对他人的依赖性过强。

5）角色缺如。进入老年期后，不服老，不注意保养，未能进入老年人角色。

（四）角色评估的内容及方法

对老年人的角色评估，是为了了解其角色行为是否正常，有无角色适应不良和冲突，并对其原因和影响因素进行干预，以便更好地帮助老年人角色适应。角色评估一般采用开放式的问题进行，包括以下几个方面的内容。

1）影响老年人角色适应的个体因素，如性别、年龄、文化背景、过去从事的职业和担任的职务、退休时间、经济状况等。

2）承担角色情况，了解老年人目前在家庭或社会中所承担的角色。

3）角色的感知情况，评估老年人是否了解自己的角色权利和义务。

4）角色满意度，评估老年人对自己承担的角色是否满意以及与自己的角色期望是否相符；目前的角色改变对其生活方式、人际关系有无影响，有无角色适应不良等。评估时，应关注他人对其角色期望是否认同。

四、老年人家庭评估

（一）概述

家庭是社会生活的基本单位，以婚姻关系、血缘关系和收养关系为基础，通常由夫妻、父母、子女、兄弟姊妹和其他近亲形成。家庭是个体获得支持的重要来源，来自家庭的支持能有效减轻被评估者的恐惧、焦虑和抑郁，增强其自尊和自信及对医疗护理的服从和配合，并能提高被评估者的自理能力和自理活动的参与，甚至还可激活机体的免疫和防御功能。由于退休、老化、疾病等因素的影响，老年人失去了原有的社会生活环境，家庭成为其主要的，甚至是唯一的生活环境。因此，对其家庭生活环境的评估是其社会评估中不可缺少的部分。

（二）家庭评估内容

1. 家庭基本资料

家庭基本资料主要包括老年人家庭成员的基本情况（如姓名、性别、年龄、文化程度、职业）、家庭经济状况、家庭健康状况。

2. 家庭结构

家庭结构是指以夫妻、血缘亲属等为标志的家庭成员的组合状况，它受当时社会经济发展与传统观念的影响，也为人们的心理关系所制约。家庭结构包括人口结构和内在结构。

1）人口结构，即家庭规模及类型，家庭人口结构类型见表2-10。

表2-10 家庭人口结构类型

类型	人口特征
核心家庭	夫妻俩和婚生或领养的子女
主干家庭	核心家庭成员加上夫妻任何一方的直系亲属，如祖父母、外祖父母、叔姑姨舅等
单亲家庭	夫妻任一方和婚生或领养的子女
重组家庭	再婚夫妻和前夫或（和）前妻的子女，以及婚生或领养的子女
无子女家庭	仅夫妻两人（丁克家庭）
老年家庭	仅老年夫妇，其婚生或领养的子女离家（空巢家庭）

2）内在结构，包括家庭的权力结构、角色结构、沟通方式、价值观等，影响着家庭成员间的相互关系。家庭成员的关系在主干家庭中较复杂，而在核心家庭主要表现为赡养矛盾。照护人员在评估时，除了要了解家庭矛盾及其产生原因，还应广泛宣传敬老、爱老、养老的传统美德，对老年人做到在物质上赡养、生活上照顾、精神上安慰，保持

良好的家庭关系。

3. 家庭功能

家庭功能是否健全与老年人的身心健康密切相关，其对老年人的作用主要有以下几个方面。

1) 提供经济支持，经济支持是老年人能安度晚年的物质基础。
2) 提供日常生活照顾，大部分的老年人仍在家庭养老。
3) 提供精神支持，与家人建立并维持彼此亲近关系是老年人维持心理健康必不可少的精神良药。

4. 家庭压力

家庭压力是指家庭中所发生的重大生活改变，包括家庭状态的改变、家庭成员关系的改变和终结、家庭成员的角色改变和冲突、家庭成员道德颓废等。当压力作用于家庭后，可造成家庭功能失衡。

5. 社会关系

社会关系是指与个体有直接或间接关系的人群关系，反映个体在社会环境中的主观良好状态、社交应对方式及与环境的适应程度，是判断其社会功能的主要指标。对老年人而言，其社会关系主要是指邻里和亲戚朋友关系。评估时应了解老年人与邻里的关系、与亲戚朋友的接触频度、参与社会团体情况、参与社会活动频度及有无社会孤立的倾向等。

（三）家庭评估方法

1. 交谈法

通过提问、交谈等方法可获知老年人家庭成员基本资料、家庭类型、家庭结构、家庭功能及家庭压力等方面的内容。

2. 观察法

观察个体家庭居住条件，明确家庭设备、装修，尤其要注意是否方便老弱病残成员的生活，瘫痪者有无轮椅，慢性病患者有无相应的监测仪器，如血糖仪等；观察家庭成员衣着、饮食、家庭气氛、家庭成员间有无敌对或伤害性语言，是否缺乏民主气氛；观察成员间的亲密程度，是否彼此关心照顾，尤其是对老幼患者家庭成员的照料等。

3. 评估量表法

常用的量表有 Procidano 和 Heller 的家庭支持量表、Smilkstein 的家庭功能量表，见表 2-11 和表 2-12。

表 2-11　Procidano 和 Heller 的家庭支持量表

家庭支持度	是	否
1. 我的家人给予我所需的精神支持		
2. 遇到棘手的事时，我的家人帮我出主意		
3. 我的家人愿意倾听我的想法		
4. 我的家人给予我情感支持		
5. 我与我的家人能开诚布公地交谈		
6. 我的家人分享我的爱好与兴趣		
7. 我的家人能时时觉察我的需要		
8. 我的家人善于帮助我解决问题		
9. 我与家人感情深厚		

注：是＝1 分，否＝0 分。总分越高，支持越多。

表 2-12　Smilkstein 的家庭功能量表

家庭功能	经常	有时	很少
1. 当我遇到困难时，可从家人那里得到满意的帮助 补充说明：			
2. 我很满意家人与我讨论与分担问题的方式 补充说明：			
3. 当我从事新的活动或希望发展时，家人能接受并给我支持 补充说明：			
4. 我很满意家人对我表达感情的方式及对我情绪的反应 补充说明：			
5. 我很满意家人与我共度时光的方式 补充说明：			

注：经常＝3 分，有时＝2 分，很少＝1 分。总分在 7～10 分，功能良好；4～6 分，中度障碍；0～3 分，严重障碍。

五、老年人环境评估

（一）概述

环境是指以人为主体的外部世界，是人类赖以生存和发展的社会与物质条件的综合。环境中不利因素对人的健康产生极大的影响，在对老年人进行社会评估时，应评估其生活环境，以减少阻碍其生活的物理因素，让其有一个安全的生活环境。

（二）环境评估内容

1）物理环境是一切外部环境的物理因素的总和，包括空间、声音、湿度、温度、采光、通风、气味、整洁、室内装饰、布局，以及各种与安全有关的因素，如大气污染、水污染因素等。评估环境因素的目的在于明确现存或潜在的环境危险因素，找出环境中对健康有益的方面，将评估的信息用于制定环境干预措施。

2）社会环境包括制度、法律、经济、文化、教育、人口、民族、职业、生活方式、社会关系、社会支持等诸多方面。经济、教育、生活方式、社会关系、社会支持等与健康密切相关，是评估的重点。

（三）社会支持

社会心理因素对老年人的心理和躯体健康有明显的影响，同时，社会心理刺激与健康的关系非常复杂，并受许多因素的调节和影响。在同样性质、同样大小刺激作用下，有的人可能出现严重的身体损害，有的人产生较轻的适应困难，有的人则安然无恙。在对社会心理刺激致病的调节因素中，最受重视的是社会支持、应对方式等。就社会支持而言（表2-13），有很多研究发现社会支持可缓冲社会心理压力，从而起到预防或减轻疾病的作用。

表2-13　社会支持评定量表

1. 您有多少关系密切，可以得到支持和帮助的朋友？（只选一项）
（1）一个也没有　　　（2）1~2个　　　（3）3~5个　　　（4）6个或6个以上

2. 近一年来您：（只选一项）
（1）远离家人，且独居一室　　　　　　（2）住处经常变动，多数时间和陌生人住在一起
（3）和同学、同事或朋友住在一起　　　（4）和家人住在一起

3. 您和邻居：（只选一项）
（1）相互之间从不关心，只是点头之交　（2）遇到困难可能稍微关心
（3）有些邻居很关心您　　　　　　　　（4）大多数邻居很关心您

4. 您和同事：（只选一项）
（1）相互之间从不关心，只是点头之交　（2）遇到困难可能稍微关心
（3）有些同事很关心您　　　　　　　　（4）大多数同事很关心您

5. 从家庭成员得到的支持和照顾（在合适的框内划"√"）

家庭成员	无	极少	一般	全力支持
A. 夫妻（恋人）				
B. 父母				
C. 儿女				
D. 兄弟姐妹				
E. 其他成员				

6. 过去，在您遇到急难情况时，曾经得到的经济支持和解决实际问题的帮助的来源：
（1）无任何来源
（2）下列来源：（可选多项）
A. 配偶　B. 其他家人　C. 亲戚　D. 同事　E. 工作单位　F. 党团工会等官方或半官方组织　G. 宗教、社会团体等非官方组织　H. 其他（请列出）_____

7. 过去，在您遇到急难情况时，曾经得到的安慰和关心的来源：
（1）无任何来源
（2）下列来源：（可选多项）
A. 配偶　B. 其他家人　C. 亲戚　D. 同事　E. 工作单位　F. 党团工会等官方或半官方组织　G. 宗教、社会团体等非官方组织　H. 其他（请列出）_____

8. 您遇到烦恼时的倾诉方式：（只选一项）
（1）从不向任何人倾诉　　　　　　　　（2）只向关系极为密切的1~2个人倾诉
（3）如果朋友主动询问您会表达　　　　（4）主动倾诉自己的烦恼，以获得支持和理解

续表

9. 您遇到烦恼时的求助方式：（只选一项）
（1）只靠自己，不接受别人帮助　　　　（2）很少请求别人帮助
（3）有时请求别人帮助　　　　　　　　（4）有困难时经常向家人、亲友、组织求援

10. 对于团体（如党组织、宗教组织、工会、学生会等）组织活动，您：（只选一项）
（1）从不参加　　（2）偶尔参加　　（3）经常参加　　（4）主动参加并积极活动

注：计分方法：第1～4题、8～10题，选择1、2、3、4项分别计1、2、3、4分；第5题A、B、C、D、E五项计，每项从无到全力支持分别计1～5分；第6、7题如回答"无任何来源"计0分，回答"下列来源"者，有几个来源就计几分。

客观支持分：第2、6、7题评分之和；主观支持分：第1、3、4、5题评分之和；对支持的利用度：第8、9、10题评分之和；总分：10个题计分之和。

任务实施

1. 以3～4人为一组，根据所学知识，完成李奶奶的健康信息采集及心理评估。
2. 小组选出代表，进行课堂演讲，并回答其他小组所提出的质疑问题，教师给予点评。

任务点评

任务点评表

组别	内容主题与定位明确（15分）	意义突出（10分）	实施计划要点清晰（25分）	计划实施步骤合理，能够准确判断老年人心理疾病康复和预后（30分）	演讲人阐述流利、表达清晰，结果合理,回答问题准确（20分）	总分（100分）
第1组						
第2组						
第3组						
第4组						
第5组						
第6组						
……						
总评价						
备注						

附：评估注意事项

1）有效沟通。评估前让老年人知情同意，评估时注意保持尊重、友善和诚恳的交谈态度，询问确实需要了解的内容；有足够的耐心，仔细询问、倾听，适时反馈。

2）保护老年人的隐私。保护评估内容和评估结果。

3）要科学地选择并正确使用测验工具。

任务五　老年人综合评估实践

学习目标

『知识目标』

1. 了解老年人综合评估。
2. 熟悉老年人综合评估的准备和要求。
3. 掌握老年人综合评估的对象、内容和方法。

『能力目标』

1. 能与老年人有效沟通，取得老年人的配合。
2. 能准确根据老年人情况选择合适的老年人综合评估方法。
3. 能围绕老年人的生活能力，全面收集关于老年人躯体、精神疾病和社会需求的信息。

『职业素养目标』

1. 能尊重老年人。
2. 能关爱老年人。
3. 具有保护老年人安全的意识。

情境导入

丁爷爷，72岁，既往未有过脑卒中发作。近两年来逐渐出现记忆力减退症状，起初表现为容易遗忘新近发生的事，如经常失落物品，经常找不到刚用过的东西，看书读报后不能回忆其中的内容等。后症状持续加重，近半年来表现为出门不知归家，忘记亲属的名字等。言语功能障碍明显，讲话无序，不能叫出家中某些常用物品的名字。个人生活不能料理，有情绪不稳和吵闹行为。小王作为一名社区养老服务中心工作人员，需要对丁爷爷进行综合评估。

任务描述

本任务学习老年人综合评估实践知识和技能，以小组为单位，在学习本部分知识后，对丁爷爷开展老年人综合评估。

相关知识

一、概述

随着年龄的增长和衰老的发生，老年人常有多种慢性疾病共存，加之各种生理功能逐渐下降的发生，可以造成不同程度的功能丧失甚至致残，从而严重影响生活质量。老年人综合评估围绕老年人的生活能力，全面收集关于老年人躯体、精神疾病和社会需求的信息，通过改善和维护老年人自我照顾能力，使老年人在社区或居家生活中获得最高的幸福和满足感。这种综合的评估方法符合现代生物—心理—社会医学模式下的健康观。

老年人综合评估与一般的专科评估显著不同的特点如下。

1) 以改善并维持自我生活照顾能力为最终目的。
2) 评估的主要内容为筛查影响老年人疾病预后和增加死亡率的老年综合征。

自我照顾能力是老年人独立生活，实现其社会功能的基本保证。增龄带来的身体功能退化，以及复杂的临床疾病背景是老年人自我照顾能力下降的主要原因。此时，通过应用老年人综合评估可以帮助临床医生找出老年人潜在的多种临床问题，因而老年人综合评估成为老年医学研究、教学与实践中必不可少的工具。老年人综合评估已在国外得到广泛应用，但是在国内无论是医务工作者还是患者及家属群体，老年人综合评估的知晓率还不普及，熟练应用更较少。

二、老年人综合评估的对象和主要内容

老年人综合评估的目标人群：有多种慢性疾病、多种老年问题或老年综合征，伴有不同程度的功能损害，能通过老年人综合评估和干预而获益的衰弱老年患者。健康老年人或严重疾病的患者（如疾病晚期、严重痴呆、完全功能丧失）不适合做老年人综合评估。

老年人综合评估的主要内容包括一般状态评估、躯体功能评估、认知和心理功能评估，以及社会/环境因素评估 4 个方面。

1. 一般状态评估

（1）一般项目（15 项）

一般项目包括性格、饮食习惯、饮酒史、吸烟史、个人爱好、健身方法、睡眠、家庭状况、婚姻状况、社会交往、心理卫生、居住条件、日常生活功能、生活满意度、体能检查。

（2）系统查体（10 项）

系统查体包括身高、体重、血压、视力、听力、内科、外科（肛门指检、乳腺扪诊）、眼科、耳鼻喉科、口腔科。

（3）辅诊检查（25 项）

1) 血常规（白细胞、血红蛋白、血小板）、尿常规（尿蛋白、尿糖）、大便隐血。
2) 肝功能（总蛋白、白蛋白、球蛋白、谷丙转氨酶、总胆红素）、肾功能（肌酐、尿素氮）。
3) 血脂（胆固醇、甘油三酯）、空腹血糖、餐后两小时血糖、血尿酸。
4) 甲胎蛋白、癌胚抗原、PSA（prostate specific antigen，前列腺特异性抗原）。
5) 心电图、腹部 B 超、胸透。

2. 躯体功能评估

采用日常生活能力量表（ADL）评定躯体功能。

3. 认知和心理功能评估

1) 认知功能评估：简易精神状态量表。
2) 心理功能评估：焦虑、抑郁状态自评量表。

4. 社会/环境因素评估

1）预防跌倒自评表。
2）环境评估表。

在社区进行老年人综合评估时可以充分利用、协调社区内的资源来满足老年人的各种保健需求，减少医疗费用，改善并维持老年人健康功能水平。老年人综合评估有助于早期识别和治疗老年综合征（包括痴呆、抑郁症、谵妄、失眠、尿失禁、跌倒、骨质疏松、语言障碍、功能依赖、忽视和虐待、持续性眩晕和视力障碍等），提高老年人生存率和生活质量。

全面的功能评估是老年人综合评估的基石：及时发现老年人问题，并进行预防，如有平衡和步态障碍者有跌倒骨折的风险；生活不能自理者如得不到支持和帮助，其健康情况会持续恶化；痴呆的早期诊疗可延缓疾病进展；下降的视力和听力得不到纠正会使老年人行为退缩，脱离社会。此外，社会支持系统和经济情况对衰弱多病的老年患者很重要。了解患者的居家环境及经济基础、照料者的负担情况，评估患者居家环境的活动安全性，制定合理可行的综合干预措施，以照顾和帮助老年患者。

三、评估实施步骤

1. 评估准备

环境准备：独立、安静、温度适宜的空间，注意保护老年人的隐私。
用物准备：血压计、听诊器、体温计、笔、手电筒、直尺、叩诊锤、棉签等。
评估者准备：规范着装，佩戴有自己身份标识的证件，评估前洗手。

2. 评估目的

1）综合评估老年人的健康状况。
2）为老年人提供养生保健指导。
3）为就医提供诊疗依据，为家庭照护和社区健康管理提供具体的建议与措施。

3. 评估实施

评估主题：老年人综合评估。
评估时间：45 分钟。
评估方式：分组实践。
评估内容：
1）访问所在社区的老年人护理中心、老年人护理院，评估老年人的健康状况（表 2-15），评估老年人的健康需求、卫生服务提供的基本情况及住房、卫生服务措施等内容。了解老年人对所在社区的感受和想法，并回答"如果你是老年人你会选择留在这里吗？选择或不选择的原因是什么？有哪些方面需要改变？"等问题。

2）运用护理程序对社区老年人进行正确的健康评估，尤其应注意对心理、营养、用药、安全等方面的评估，提出准确的护理诊断，与老年人共同制订护理照顾计划，以确保护理措施的落实，并及时进行评估，以了解护理效果。

3）为社区内老年人建档立案，定期进行健康检查和健康教育，使他们掌握常用的自我护理技能和方法。

4）通过对老年人的健康评估，发现护理问题，有针对性地开展各种途径和方式的健康教育，建立家庭病床、日间护理中心等，为社区健康老年人及居家的慢性病患者提供及时、优质的护理，以延缓疾病的发展，提高生活质量；注意并及时发现老年人患病的早期征象和危险信号，教会老年人使用急救药品和器械，以便得到及时治疗和护理；协助政府部门制定良好的养老政策和措施，为老年人服务。

实验结果：

完成表 2-14～表 2-17。

表 2-14　老年人健康评估表

评估日期：	护士：	资料提供人/关系：	健康档案/家庭护理病历号：
姓名：	性别：	年龄：　民族：	宗教：　电话号码：

（一）一般状况评估	1. 婚姻状况　（1）独身　（2）已婚　（3）再婚　（4）丧偶　（5）其他 2. 居住类型　（1）独自　（2）同配偶一起　（3）和子女一起　（4）配偶、子女一起　（5）其他（注明）_____ 3. 住房类型　（1）楼房（楼层）　（2）电梯：①有　②无　（3）平房　（4）其他 4. 居住环境　（1）采光及通风：①好　②一般　③差 　　　　　　　（2）人均面积：____m² 　　　　　　　（3）宠物：①猫狗　②鸟　③其他 5. 室内温度　（1）冬季取暖设备：①暖气　②空调　③煤炉　④其他 　　　　　　　（2）夏季降温设备：①空调　②电扇　③其他 6. 卫生间　（1）居室内：①坐厕　②蹲厕　（2）公共厕所　（3）其他 7. 主要生活来源　（1）离退休金　（2）儿女　（3）救济金　（4）储蓄　（5）其他亲属 8. 医疗费支付方式　（1）自费　（2）半自费　（3）劳保　（4）公费　（5）社会保险 9. 参加的社会活动类型　（1）公园　（2）老年活动站　（3）老年大学　（4）其他（注明）_____
（二）躯体状况评估（对有问题者在序号上打钩）	1. 一般情况：①身高____cm　②体重____kg　③体重指数____　④腰围/臀围____ 　　　　　　　⑤体温____　⑥脉搏____次/分　⑦呼吸____次/分　⑧血压____mmHg 2. 皮肤：①潮湿　②干燥　③出疹　④指/趾甲问题　⑤瘙痒　⑥发炎/红肿/溃疡：____部位 　　　　⑦黄染 3. 头/颈部：①头痛　②眩晕　③强直　④压痛　⑤肿块　⑥活动受限 4. 眼/视力：①疼痛　②溢泪　③发痒　④水肿　⑤视力减退 　　　　　　⑥使用助视器：远视、近视镜 5. 耳/听力：①听力下降　②使用助听器　③异常分泌物　④耳鸣　⑤眩晕 6. 鼻部：①流涕　②异常分泌物　③鼻出血　④疼痛　⑤嗅觉异常　⑥鼻塞 7. 口/咽喉：①疼痛　②溃疡　③嘶哑　④吞咽困难　⑤牙龈出血 　　　　　　⑥味觉迟钝　⑦龋齿　⑧义齿　⑨打鼾 8. 呼吸系统：①咳嗽　②呼吸困难　③咯血　④咳痰　⑤胸痛 9. 循环系统：①心前区疼痛　②胸闷、憋气　③心律不齐　④发绀　⑤心悸 10. 消化系统：①食欲不振　②恶心/呕吐　③鼻/口饲　④腹胀腹痛　⑤便秘　⑥便血　⑦腹泻 11. 泌尿系统：①排尿困难　②尿潴留　③小便混浊/疼痛　④尿失禁　⑤血尿　⑥尿频　⑦多尿 　　　　　　　⑧夜尿多　⑨尿急 12. 血液系统：①异常出血　②淋巴结肿大　③贫血 13. 生殖系统：①分泌物异常　②疼痛/瘙痒　③男：前列腺增生/睾丸肿痛　④女：性交疼痛/下腹痛 　　　　　　　⑤性生活困难 14. 神经系统：①痴呆　②偏瘫　③四肢/局部麻痹　④震颤/痉挛　⑤感觉异常　⑥协调障碍 　　　　　　　⑦记忆障碍 15. 运动系统：①活动减少　②步态不稳/常跌倒　③关节强硬　④坐姿失衡　⑤肢体震颤 　　　　　　　⑥使用助行器

续表

（三）慢性病评估（在已确诊病名序号上打钩）	1. 高血压　2. 糖尿病　3. 心血管疾病　4. 脑卒中　5. 恶性肿瘤　6. 哮喘/慢阻肺 7. 结核　8. 骨折/脱臼　9. 关节炎/神经痛　10. 慢性腰痛　11. 白内障/青光眼 12. 肝脏疾病　13. 消化性溃疡　14. 肾脏疾病　15. 其他				
（四）心理评估（对有问题者在序号上打钩）	1. 记忆功能　①今天几日　②今天星期几　③您出生日期　④讲出现住地址　⑤中秋节是哪一天 2. 认知功能 （1）意识状况：①清醒　②嗜睡　③模糊　④浅昏迷　⑤深昏迷 （2）情绪表现：①平静　②不安　③急躁　④激动　⑤忧虑　⑥冷漠 （3）决断与认知：①独立、合理并一贯性　②需要他人提示或指引　③不能做任何决定				
（五）日常生活能力（分数越高，越说明有自理能力）		自理（10）	需要帮助（5）	全靠他人（0）	
	1. 穿衣：包括扣纽扣、拉链及穿鞋	10	5	0	
	2. 进食	10	5	0	
	3. 仪表：洗脸、梳头、剃须	10	5	0	
	4. 如厕	10	5	0	
	5. 沐浴	10	5	0	
	6. 变换座位及卧位	10	5	0	
	7. 走动（可用助行器）	10	5	0	
	8. 上楼梯	10	5	0	
	9. 排尿控制	10	5	0	
	10. 排便控制	10	5	0	
	总分：　　（评价标准：好＝100～90分　　一般＝85～40分　　差≤35分）				
（六）自我护理能力（在选择的项目上打钩，每一条的项目序号表示分数，越低说明能力越强）	1. 使用电话　（1）能自己打电话　（2）能拨熟悉的电话　（3）能接但不能打电话 　　　　　　（4）不能使用电话 2. 购物　（1）能购买所需之物　（2）能独立买小物品　（3）购物时需陪伴　（4）不能自行购买 3. 食物准备　（1）能独立烹调　（2）有原料则能烹调　（3）对做熟的食物能加热 　　　　　　（4）需别人提供食物 4. 家务料理　（1）能独自完成所有家务　（2）完成较轻的家务　（3）完成部分较轻的家务 　　　　　　（4）所有家务均需帮助 5. 洗衣　（1）能洗自己所有衣物　（2）能洗小衣物　（3）不能洗衣 6. 交通方式　（1）能独自使用交通工具　（2）在别人帮助下乘坐出租车或公共汽车 　　　　　　（3）不能出外旅行 7. 服药能力　（1）能主动准确服药　（2）能服用事先准备好的药物　（3）不能正确服药 8. 经济理财　（1）能自行理财　（2）能计划日常购物，储蓄及消费时需助　（3）必能自行理财 总分：　　　　（评价标准：好＝8分　一般＝10～19分　差≥20分）				

表2-15　功能独立康复程度表

序号	日常生活动作	独立		依赖			
		独立完成1	部分独立2	需要督促3	一些帮助4	很大帮助5	完全帮助6
1	吃饭						
2	洗澡						
3	穿上衣						
4	穿裤子						
5	自行排尿						
6	自行排便						
7	动身上床						
8	上轮椅						
9	去卫生间						

续表

序号	日常生活动作	独立			依赖		
		独立完成1	部分独立2	需要督促3	一些帮助4	很大帮助5	完全帮助6
10	洗衣服						
11	控制轮椅						
12	上/下楼梯						
13	理解能力						
14	表达能力						
15	社会交流						
16	记忆力						

注：总计：从最低分1分至高分6分累计。

评分标准：生活独立：好=16分，一般=17~32分。

生活依赖者：一般=33~48分，较差=49~64分，差=65~80分，很差>80分。

表 2-16　家庭访问记录

姓名：　　性别：　　年龄：　　诊断：　　家庭健康档案号：

日期					
访问次数					
体温					
脉搏					
呼吸					
血压					
体重					
病情变化					
护理措施					
护士签名					

表 2-17　护理计划

姓名：　　性别：　　年龄：　　健康档案号：

开始日期	护理诊断/目标（P）	护理计划（I）	结果/评价（O）	结束日期	护士签名	病人（家属）签名

任务实施

1. 以3~4人为一组，根据所学知识，完成丁爷爷的健康信息采集及综合评估。

2. 小组选出代表，进行课堂演讲，并回答其他小组所提出的质疑问题，教师给予点评。

任务点评

任务点评表

组别	内容主题与定位明确（15分）	意义突出（10分）	实施计划要点清晰（25分）	计划实施步骤合理,能够准确判断老年人疾病康复和预后（30分）	演讲人阐述流利、表达清晰,结果合理,回答问题准确（20分）	总分（100分）
第1组						
第2组						
第3组						
第4组						
第5组						
第6组						
……						
总评价						
备注						

附：评估注意事项
1）尊重、关心、体贴老年人，争取充分合作与配合。
2）环境应安全、安静、光线和温湿度适宜。
3）客观、系统、规范地为老年人开展评估，体征评估按顺序进行，动作要细致、轻柔。

项目小结

本项目内容是本书学习内容的基础内容，介绍了老年人基本信息采集，以及老年人日常生活能力评估、躯体状况评估、社会心理评估和综合评估的内容、实施步骤。本项目是老年人健康管理的重要内容，通过掌握老年人信息采集和评估的内容和实施步骤，能够准确地确定老年人日常生活能力，为老年人健康管理干预和计划制订奠定重要基础。

拓展练习

一、单选题

1. 老年女性，62岁，担任村内老年人秧鼓队组织工作，近日为迎接上级领导检查，压力很大，担心工作做不好，出现难以入睡、易醒。这位老年人的主要心理问题是（　　）。
   A. 焦虑　　　B. 恐惧　　　C. 抑郁　　　D. 自卑
2. 阿尔茨海默病患者最早的特征表现是（　　）。
   A. 行为改变　　B. 意识改变　　C. 记忆力改变　　D. 思维改变

3. 老年女性，70岁，丧偶2年，独居，不爱出门，不愿与人交往，沉默寡言，对外界动向无动于衷，有时偷偷流泪，睡眠质量差，靠催眠药维持。可采用的最佳辅助检查工具是（　　）。
   A. 老年抑郁量表　　　　　　B. 老年焦虑量表
   C. 简明精神状态量表　　　　D. 状态-特质焦虑问卷

二、多选题

1. 老年人综合评估的主要内容包括（　　）。
   A. 一般状态评估　　　　　　B. 躯体功能评估
   C. 认知和心理功能评估　　　D. 社会/环境因素评估
   E. 辅助检查
2. 关于老年人躯体评估的描述，不正确的有（　　）。
   A. 区分正常生理功能和疾病所致健康问题是关键
   B. 做体格检查时，注意保暖
   C. 老年人常患有多种疾病，病史询问应详细
   D. 注意老年人疾病的非典型性表现
   E. 评估时选择适宜的体位，防止老年人受伤
3. 老年人日常功能状态的评估包括（　　）。
   A. 基本日常生活能力　　　　B. 工具性日常生活能力
   C. 高级日常生活活动能力　　D. 初级日常生活活动能力
   E. 功能评估
4. 引起老年人焦虑的主要原因包括（　　）。
   A. 体弱多病　　B. 疑病神经症　　C. 家庭关系不和
   D. 离退休　　　E. 某些药物的副作用

三、简答题

1. 什么是老年人综合评估？
2. 老年人综合评估的对象是哪些人？
3. 为老年人开展一般社会状况评估的注意事项有哪些？

项目三

熟悉老年人健康管理计划

任务一　了解健康管理计划基本概念

学习目标

『知识目标』

1. 了解老年人健康管理计划的含义。
2. 熟悉制订老年人健康管理计划的意义和内容。
3. 熟悉老年人健康管理计划开展的流程。

『能力目标』

1. 能够描述老年人健康管理计划的内容。
2. 能够描述老年人健康管理计划的实施流程。

『职业素养目标』

1. 对待老年人热情。
2. 对待老年人有耐心。

情境导入

经过前两个项目的学习，小王已经对老年人健康管理知识有了一定的掌握，现在，他开始学习如何为老年人制订健康管理计划。他首先要掌握健康管理计划的相关基础知识。

任务描述

本任务属于理论知识学习，掌握老年人健康管理计划基础知识。以小组为单位，在学习本部分知识后，完成任务点评表。

相关知识

一、老年人健康管理计划的概念及意义

老年人健康管理计划,是指通过对老年人的健康信息采集和信息评估,明确老年人健康危险因素的危险性及危险因素分布,从而制订有针对性的个人健康改善的行动计划及指南,对不同危险因素实施个性化的健康指导。

制订有效的健康管理计划,可以有效地利用有限的资源来达到最大的健康效果,形成全面、系统、准确的个人和家庭档案,有利于更好地实现老年人健康的病前主动防、病后科学管,跟踪服务不间断,为老年人提供连续服务,满足老年人的综合性、协调性健康管理需要,实现健康老龄化目标。

健康管理计划的实施包括制定目标、解决资金、明确责任、制订计划、组织落实、效果评价等几个步骤。

二、健康管理计划的内容

健康管理计划包括个体健康管理方案和老年群体健康管理方案。一般来说,无论是个体健康管理方案还是老年群体健康管理方案,计划内容主要如下。

1. 健康管理对象

健康管理对象有个体、群体、健康病症类型等。

2. 健康管理计划项目内容

健康管理计划项目包括健康体检(健康信息采集)、健康状况评估、健康咨询指导和干预方案、实施场地及时间、人员组织方式、计划管理考核、奖惩措施等。

3. 健康信息及采集方式

(1)健康信息

1)生活方式和健康状况评估。其包括体育锻炼、饮食、吸烟、饮酒、慢性疾病常见症状和既往所患疾病、治疗及目前用药等情况以及生活自理情况。

2)体格检查。体格检查包括体温、脉搏、呼吸、血压、体重、腰围、臀围、皮肤、浅表淋巴结、心脏、肺部、腹部等常规体格检查,并对口腔、视力、听力和运动功能等进行粗测判断。

3)辅助检查。辅助检查包括每年检查1次空腹血糖。有条件的地区建议增加血常规、尿常规、大便潜血、血脂、B超、眼底检查、肝功能(血清谷草转氨酶、血清谷丙转氨酶和总胆红素)、肾功能(血清肌酐和血尿素氮)、心电图检查等,以及认知功能和情感状态的初筛检查。

（2）采集方式

健康信息采集方式是指组织和实施健康信息采集的时间、地点、人员安排、采集手段。例如，一年一次组织社区老年人到社区医院或者健康中心去进行体检；或者健康管理人员与家庭预约，到老年人家里进行家访、了解其心理状况和生活状况等。

4. 管理对象健康评估

通过对采集到的健康信息进行评估，对其个人生活方式、个人健康危险因素、个人疾病风险及疾病并发症风险进行评估，以获得个人的健康危险因素和患某些疾病的危险性，根据评估将对象进行分类，以便后续针对性地指导和干预。

5. 健康指导和干预

根据上述评估信息，得出个人的健康趋势，制订健康改善目标和行动计划（个人健康管理处方、个人健康改善计划、个人健康改善动态跟踪及管理服务），有目标、有计划、有措施、有跟踪、有指导地进行健康促进工作。

6. 计划管理考核

1）65 岁及以上老年人体检率＝年度辖区内接受健康体检并有完整体检记录的 65 岁及以上老年人数/年度辖区内 65 岁及以上常住居民数×100%。

2）老年人健康管理率＝接受健康管理人数/年度辖区内 65 岁及以上常住居民数×100%。

3）辖区内常住老年人名单（分村、组/居委会、居民小组）。

4）本年度参加年检的老年人名单和统计表。

建议开展年检时，要求参加了健康体检的老年人签名或其监护人签名，并作为原始资料存档。

5）健康体检表完整率＝填写完整的健康体检表数/抽样的健康体检表数×100%。

6）老年人服务满意率＝表示满意的人数/调查人数×100%。

7. 奖惩措施

对完成目标工作任务并取得显著成绩的项目小组予以表彰，并作为今后优先考虑的项目承担负责人；未按要求完成工作量和工作目标的项目小组要追究相关责任，并限期完成任务。考核成绩纳入年终考核内容。

三、健康管理计划实施流程

健康管理计划实施流程如图 3-1 所示。

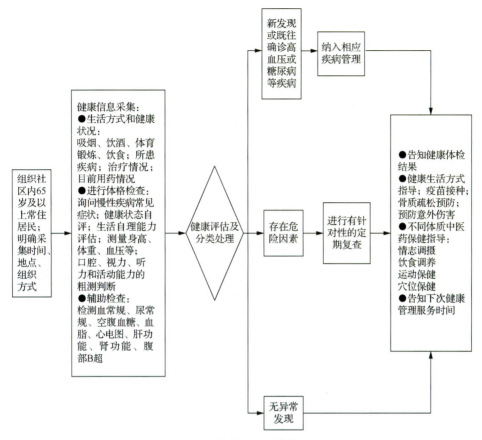

图 3-1　健康管理计划实施流程

任务实施

1. 以 3~4 人为一组，根据上述所学知识，在网络上搜集关于老年人健康管理计划阅读材料，按照个体老年人、老年人群体进行分类，制订老年人健康管理计划。

2. 小组选出代表，进行课堂演讲，教师给予点评。

任务点评

任务点评表

组别	内容主题与定位明确（20分）	意义突出（20分）	选取的阅读材料具有典型性（20分）	演讲者思路清晰、语言流畅（20分）	演讲稿展现方式吸引人（20分）	总分（100分）
第1组						
第2组						
第3组						
第4组						
第5组						

续表

组别	内容主题与定位明确（20分）	意义突出（20分）	选取的阅读材料具有典型性（20分）	演讲者思路清晰、语言流畅（20分）	演讲稿展现方式吸引人（20分）	总分（100分）
第6组						
……						
总评价						
备注						

任务二　解读居家老年人健康管理计划

学习目标

『知识目标』

1. 了解居家老年人健康管理计划内容。
2. 熟悉不同类型老年人健康管理方案。

『能力目标』

1. 能够描述居家老年人健康管理计划的内容。
2. 能够针对不同类型老年人制订健康管理计划。

『职业素养目标』

1. 对待老年人热情、仔细。
2. 对待老年人有耐心。

情境导入

学校安排小王到某家庭进行探访，在社区医护人员潘女士的介绍和指导下进一步学习居家老人的健康管理计划制订和实施。社区医护人员潘女士向小王介绍了一位居家老人：62岁的张大爷，患有冠心病，潘女士让小王给其制订一份健康管理计划。

任务描述

本任务学习居家老年人健康管理计划制订的相关知识和技能。以小组为单位，在学习本部分知识后，完成为张大爷制订的健康管理计划报告。

相关知识

一、居家养老概念

居家养老是指以家为养老场所，以社区照料服务网络为依托，以国家制度、政策、法律管理为保障，家庭养老和社会养老相结合的养老体系，是建立在个人、家庭、社区和国家支持基础上的养老方式。"十二五"规划中明确提出了"9073"养老模式，根据国情，未来中国老年人90%是居家养老，7%是社区养老，3%是机构养老。居家养老成为我国居民养老的主要方式。

二、居家养老的健康管理计划内容

居家养老的健康管理计划，需要从慢性疾病管理、心理健康管理及日常生活照料管理3个方面入手，而且需要社会、家庭及老年人自身共同参与。

1. 居家养老老年人的慢性疾病管理

对居家养老老年人的慢性疾病管理，应归位到社区、家庭及个人3个方面。

1）社区机构对老年人的慢性病管理。社区应建立管理监测体系，为患病老年人建立疾病档案，定期进行监测和结果分析；定期开展健康讲座，让慢性病患者了解在生活中的注意事项；建立高龄老年人的即时紧急救治绿色通道；做好康复护理等健康干预服务预案；鼓励志愿者到社区为老年人服务。

2）家庭成员对老年人的健康关注。针对居住情况划分类型，如居住较近的家人，和老年人居住地相隔较远或不在一个区域的家人，以及长时间不在老年人身边的家人。

制订老年人家人关注计划，保证家人知晓老年人的健康状况及患病情况，以便进行及时、力所能及的管理。现代发达的通信可以随时把家人的关怀和问候送达，家人也可获取老年人的部分身体状况信息，适时地进行提醒。

3）老年人自身对身体健康的管理。老年人日常生活照顾者主要是自己。因此只要身体、能力允许，老年人对自己已患慢性疾病进行管理是最好的。健康管理员可以帮助其制订自身健康计划。

2. 居家养老老年人的心理健康管理

老年人的心理健康受多种因素的影响。老年人的心理健康水平差于一般正常人群，其躯体化、强迫症状、焦虑、抑郁、恐怖分显著高于正常人群。

老年人的心理健康主要受到3个方面的影响，即个人特征、家庭关系及社会环境。

个体身体健康状况对心理健康存在重要影响，身体健康状况越差，老年人的心理健康状况相对也越差。高龄老年人可能在心态和心理健康方面好于低龄老年人，部分低龄老年人刚刚离开工作岗位，不能很好地实现心态顺利过渡和调整，而高龄老年人对这一时期已经基本适应。另外，老年人自我照顾能力越强，其心理健康状态就越好。

老年人的家庭关系越和谐，其心理健康状态就越好。社会环境对心理健康同样有重要影响。个人经济能力对个人心理健康状况存在显著正向促进影响。因此，拥有社会保障的老年人比没有社会保障的老年人心理健康状况好，前者生存和养老压力比较小，能够保持乐观的心态。

因此，对于居家养老老年人的心理健康管理计划，应从以上3个方面进行制订，定期对老人心理进行评估，展开心理健康咨询，并根据结果采取积极干预，如组织老年人去上老年大学等，丰富老年人的文化娱乐生活，满足老年人不同层次的需求，促进老年人的心理健康。

3. 居家养老老年人的日常生活照料管理

日常生活状况直接影响到老年人的身体健康、心理健康及慢性疾病的发展，加之年龄、患慢性病程度和数量等的影响，老年人在居家养老护理服务需求上呈现出不同层次的差别。调查显示，家务整理和餐饮服务是老年人的基本需求，健康管理计划中需要做好这两项服务的细化工作。

当老年人生活不能自理时，所需要的将是全方位的服务，在经济条件许可的情况下，可选择雇人照料。调查显示，在照料老年人时最需要的帮助项目就是"洗澡"，依次是帮助老年人在室内活动，照顾老年人大小便，给老年人更换衣服，给老年人喂饭。

总之，需根据老年人的年龄、所患慢性病种及程度、自理能力及经济条件制订不同层次的日常生活照料计划，使老年人过上各方面有保障、舒适的生活。

三、不同类型老年人健康管理方案

（一）衰弱老年人健康管理计划

1. 衰弱

在 1978 年美国老年联邦会议上，"衰弱"概念被正式提出，用以描述存在累积性的多种健康问题，长期需要支持性服务以应对日常生活的老年人。

目前，衰弱的概念尚无统一的表述。一般认为衰弱的核心特征包括个体脆弱性增加，保持自我内在平衡能力下降；机体储备能力和抵御能力下降；对一系列不良健康结局的易感性增加（如跌倒、谵妄、术后感染、失能、自理能力下降、预期寿命缩短、生活质量不佳，甚至死亡）；衰弱、失能和共病常常共存，交叉相互影响；衰弱状态动态可逆。

衰弱被视为老年人功能退化的前兆，也被视为生活独立自主和死亡前的中间阶段。衰弱除了会降低活动耐力、生活品质，造成认知功能障碍，还易有日常生活功能障碍、跌倒，增加入住机构（老人院）、住院的机会，严重者甚至会造成死亡。

首先要明确衰弱老年人的不同风险层级，对老年人个体进行健康信息采集和分析，进行衰弱级别评估。根据不同层级确定具体的干预和管理方案。

对于衰弱老年人的评估，目前还未形成衰弱评估的"金标准"。根据不同的理论基础，衰弱评估工具的维度包括生理维度、心理维度、社会维度。生理维度，含营养状况、身体活动、行动能力、肌肉力量和活动量；心理维度，包括认知、情绪、自我概念；社会维度，包括社会参与与社会支持等。

衰弱老年人健康管理计划制订原则：通过计划实施，保持和改善呼吸道通畅，通过有效的咳嗽能顺利地排出痰液，能让患者学会有效的呼吸技术，改善缺氧，通过有效的运动指导增强活动耐力。

衰弱老年人健康管理计划制订总体目标：通过开展积极的呼吸和运动训练，提高肺功能和机体免疫力，改善全身状况。

2. 衰弱老年人健康干预与管理指标

1）活动与休息。阻抗运动与有氧耐力运动是预防及治疗衰弱状态的有效措施，重度衰弱患者可选用被动运动的方式进行康复。美国运动医学协会（American College of Sports Medicine，ACSM）推荐衰弱老年人采用运动处方（如抗阻力运动、平衡训练、有氧运动等）进行康复。此外，应用传统中医运动疗法（如太极拳、五禽戏、八段锦等），同样有助于强壮筋骨，提高运动功能，促进老年人平衡能力、肌肉力量的改善，减轻慢性疼痛。

2）饮食。饮食目标：改善衰弱老年人因营养不良导致的体重下降问题，降低病死率。能量或蛋白质补充配方：老年人日常所需要的蛋白质及氨基酸要略高于年轻人。健康成年人每千克体重需要蛋白质 0.83 g/d，老年人每千克体重需要 0.89 g/d，衰弱患者合并肌少症时则每千克体重需要蛋白质 1.20 g/d，应激状态时每千克体重需要蛋白质 1.30 g/d。

此外，只补充营养而不进行运动，无法真正改善老年人肌肉无力、躯体衰弱的问题，因此合理营养膳食要结合运动处方进行，以更好地达到预期目标。

3）用药与治疗。用药合理并及时纠正不恰当用药，建议临床根据 Beers、老年人不适当处方筛查工具（screening tool of older persons' prescriptions，STOPP）及 START 标准评估衰弱老人的用药情况，减少不合理用药，改善衰弱状况。衰弱老年人的用药涉及抗炎药物、激素类似物、性激素受体调节剂、血管紧张素转化酶抑制剂等时，需根据患者的具体情况权衡利弊。对中、重度衰弱老年人应该仔细评估患者情况，避免过度医疗行为。

4）病情监测。如有血压、血糖异常，需每天监测。

5）综合护理干预。针对衰弱的主要症状，整合多学科资源，将多种干预措施结合起来，同时用于延缓或者逆转社区老年人的衰弱状况。区别于老年综合评估，综合护理干预的内容对于衰弱老年人的针对性更强，而老年人综合评估侧重于挖掘老年人潜在的健康问题。综合干预措施可将多种干预的方法进行整合，相互促进和补充，最终的干预效果叠加可取得较好的结局，但从经济学的角度出发，还需进一步寻找成本-效益最高的干预方法。

3. 衰弱老年人健康管理计划评估

1）过程评估，包括建档动态管理情况、随访管理开展情况、双向转诊执行情况、就诊者的满意度等。

2）效果评估，包括衰弱防治知识知晓率、相关危险行为的改变率、血压、血糖情况和药物规范治疗情况。

3）督导和考核，包括考核单位组织、考核制度、结果奖惩和改进措施等。

阻抗运动与有氧耐力运动是预防及治疗衰弱状态的有效措施，重度衰弱患者可选用被动运动的方式进行康复。

（二）痛风症老年人群体管理计划

1. 痛风症的类型

痛风症患者年龄多见于 40 岁以上，高峰年龄为 50~59 岁，女性几乎都在绝经后发生，并多见于肥胖、酗酒、少体力活动及脑力劳动者。痛风性关节炎以男性多见，多到中老年时才发病。

在痛风症老年人群体管理计划中，首先要明确痛风患者的不同风险层级，对老年人个体进行健康信息采集和分析，包括健康史、身体和心理状况及其他辅助信息。评估后确定危险性层级，根据不同层级确定具体的干预和管理方案。痛风症的表现有如下类型。

（1）急性痛风性关节炎

急性痛风性关节炎是常见的痛风首发症状，几乎见于所有患者，这是由尿酸盐结晶沉积于关节引起的炎症反应。春秋季发作者较多，饮酒、高嘌呤饮食、脚扭伤是重要诱因。

（2）慢性痛风性关节炎

慢性痛风性关节炎多由急性痛风性关节炎反复发作发展而来，每见于未经治疗或治疗而未达到治疗目的的患者，表现为多关节受累，发作较频，间歇期缩短，疼痛日见加剧，甚至发作后疼痛亦不完全缓解。严重者可累及肩、髋、脊柱、骶髂、胸锁、下颌等关节和肋软骨，表现为肩背痛、胸痛、肋间神经痛及坐骨神经痛，胸部的疼痛有时酷似心绞痛。

（3）痛风石

痛风石是痛风特征性损害。痛风石除中枢神经系统外，可累及任何部位，最常见于关节内及附近与耳郭，呈黄白色大小不一的隆起，小如芝麻，大如鸡蛋，初起质软，随着纤维增生渐硬如石，数目及大小与病情有关，如病情不断发展，痛风石数目可逐渐增多、增大。

（4）痛风肾病

90%～100%的痛风患者有肾损害，临床统计约 1/3 的痛风患者有肾损害。

（5）肾结石

肾结石的主要临床表现为肾绞痛与血尿，严重时可损害肾功能，痛风患者以肾结石为首发临床表现者十分少见。

痛风症老年人健康管理计划制订原则：老年人能够正确使用药物，不仅强调急性期的治疗，而且关注缓解期治疗；坚持长期降尿酸治疗，尤其是分层的降尿酸治疗。

痛风症老年人健康管理计划制订总体目标：镇痛，保持受累关节的活动度，保持关节周围肌肉的力量，避免关节发生进一步破坏或操作，使受累关节能够尽可能保持功能。当然，康复治疗必须以适当的临床治疗为基础。

2. **痛风症老年人健康干预与管理指标**

1）活动与休息。坚持适量运动，以中低强度有氧运动为主，如快走、慢跑。

2）饮食。控制饮食，控制体重。避免食用高嘌呤食物，多吃蔬菜和水果，避免酒精饮料，摄入优质蛋白，做到碳水化合物、优质蛋白质的摄入合理均衡。饮水量的控制，以 2000～3000mL 为宜，不要饮用浓茶、咖啡和碳酸饮料。

3）用药与治疗。谨慎用药，以碱化尿液药物为主，避免服用使血尿酸升高的药物。注意痛风发作期不能开始降尿酸治疗，应先服用消炎镇痛药直到缓解 1～2 周后再进行降尿酸治疗。用药后注意观察。定期复查身体。

4）病情监测。如有血压、血糖异常，需每天监测。

3. 痛风症老年人健康管理计划评估

1）过程评估，包括建档动态管理情况、随访管理开展情况、双向转诊执行情况、就诊者的满意度等。

2）效果评估，包括痛风症防治知识知晓率，相关危险行为的改变率，血压、血糖情况和药物规范治疗情况。

3）督导和考核，包括考核单位组织、考核制度、结果奖惩和改进措施等。

（三）帕金森病老年人健康管理计划

1. 帕金森病

帕金森病又称震颤麻痹，是中老年人常见的运动障碍疾病，多以黑质多巴胺能神经元变性为病理特征，临床表现为静止性震颤、运动迟缓、肌张力增高、姿势步态异常等，环境因素、遗传因素都与帕金森病的发生有关。

在帕金森病老年人健康管理计划中，首先要明确患者的不同风险层级，对老年人个体进行健康信息采集和评估，包括健康史、身体和心理状况以及其他辅助信息（基因诊断、功能显像诊断等），评估后确定危险性层级及障碍类型（运动功能障碍、认识功能障碍、言语障碍、吞咽障碍、膀胱障碍和潜在并发症），进而确定具体的干预和管理方案。

2. 帕金森病老年人健康干预与管理指标

1）皮肤护理。帕金森病老年人因震颤和不自主活动，容易出汗且多；易因尿失禁造成皮肤受到刺激，出现皮肤损伤和感染。卧床老年人因身体卫生问题及受压疮影响，易对皮肤造成损伤和感染，需要制订针对性的皮肤护理计划。

2）用药与治疗。帕金森病老年人需要长期或终身服用药物，应告知其及家属常用药物的服用方法、用药注意事项及不良反应处理，制定合理用药和应急反应处理措施。

3）安全护理计划。计划内容包括外出陪伴、防丢失措施；进食安全（如进食带骨食物）；电器（热水器等）使用安全措施；锐利器械安全使用注意事项等。

3. 帕金森病老年人健康管理计划评估

1）过程评估，包括建档动态管理情况、随访管理开展情况、双向转诊执行情况、就诊者的满意度等。

2）效果评估，包括帕金森病护理知识知晓率、相关危险行为的防范护理和药物规范治疗情况。

3）督导和考核，包括考核单位组织、考核制度、结果奖惩和改进措施等。

（四）冠心病老年人健康管理计划

1. 冠心病

冠心病是冠状动脉粥样硬化性心脏病的简称，中医称为胸痹。冠心病的主要临床表现是心肌缺血、缺氧而导致的心绞痛、心律失常，严重者可发生心肌梗死危及生命。70岁以上的老年人几乎都患有不同程度的冠心病。冠心病可分为 5 种：无症状心肌缺血、心绞痛、心肌梗死、缺血性心肌病、猝死。

在冠心病老年人健康管理计划中，首先要明确患者的不同风险层级，对老年人个体进行健康信息采集和分析，包括健康史、身体和心理状况以及其他辅助信息，评估后确定危险性层级，根据不同层级确定具体的干预和管理方案。

冠心病老年人健康管理计划制订原则：对冠心病危险因素进行积极干预，避免各种诱发因素，预防心绞痛、心肌梗死的发生；缓解并控制疼痛；逐步恢复一般日常生活活动能力。

冠心病老年人健康管理计划制订总体目标：改变患者不良的生活习惯；危险因素得到控制；通过运动计划，改善患者心血管功能；促进患者身心全面发展。

2. 冠心病老年人健康干预与管理指标

1）活动与休息。冠心病发作时老年人应立即原地休息，急性心梗患者绝对卧床休息。冠心病康复分为 3 期：Ⅰ期（住院期康复）、Ⅱ期（门诊或家庭康复）、Ⅲ期（长期社区或家庭康复）。

冠心病Ⅰ期、Ⅱ期患者，活动量以适量为宜，制订的活动计划保持一定的活动量但不能体力消耗太大：活动一般从床上运动开始，先活动远端肢体的小关节；进行抗阻活动；进行一般日常生活活动，如吃饭、洗脸、刷牙、穿衣等；进行坐位耐力训练、步行耐力训练、上下楼训练；进行轻微的体力活动，如步行、慢跑、太极拳等。

冠心病Ⅲ期患者，制订的锻炼计划以改善或提高体力活动能力和心血管功能为目的；可进行低强度的有氧运动，合适的运动量表现为运动时稍出汗，轻度呼吸但不影响对话，早晨起床时无持续的疲劳感和其他不适感。

老年冠心病患者在训练时要做好充分的准备与结束运动，有助于防止运动损伤和训练意外。定期检查和及时修正运动计划，避免过度活动和训练。

2）饮食。坚持少量多餐原则；合理膳食，饮食低脂、低盐，多吃新鲜蔬菜、水果和富含纤维的食物；戒烟、限酒。

3）心理调适。指导老年人保持乐观心态。

4）用药与治疗。指导老年人遵医嘱服药，自我监测药物的不良反应。注意随身携带硝酸甘油，用药后注意观察。

5）病情监测。指导老年人及家属掌握冠心病的缓解方法，警惕心梗的发生。

3. 冠心病老年人健康管理计划评估

1）过程评估，包括建档动态管理情况、随访管理开展情况、双向转诊执行情况，就诊者的满意度等。

2）效果评估，包括冠心病防治知识知晓率、相关危险行为的改变率、病情情况和药物规范治疗情况。

3）督导和考核，包括考核单位组织、考核制度、结果奖惩和改进措施等。

（五）失智老年人健康管理计划

1. 老年失智症

老年失智症是指在智能已发育、提高到一定程度后，脑部各种器质性病变导致的继发性智能减退。

计划中首先要明确患者的不同风险层级，对老年人个体进行健康信息采集和评估，包括健康史、身体和心理状况以及其他辅助信息（基因诊断、功能显像诊断等），评估后确定危险性层级及失智程度，根据不同层级和失智类型确定具体的干预和管理方案。

居家失智老年人的健康计划的制订总原则是让失智老年人尽可能维持功能，安全地待在家中。

2. 居家失智老年人健康干预与管理指标

1）家庭环境：①陈设简单。越简单的陈设越有助于老年人辨别环境和家具功能，同时简单的陈设也可以防止老年人被绊倒；②要对家中危险品、电器、燃气及其他设施进行经常性的安全检查；③小件的物品、利器尽量收藏起来，防止老年人吞咽或藏匿；④卡片提示。可以用卡片制作各个房屋的提示、每件物品的作用，方便老年人独立生活。

2）预防走失。尽量不要让患病老年人单独外出，身上要带有"姓名、住址、联系人电话"的卡片，防止走失。

3）活动与休息。即使对于患有失智症的老年人，也应该安排充足的白天活动，这样不但有利于老年人的身体健康和情绪稳定，也容易帮助老年人纠正昼夜颠倒等问题行为。日间活动最好选择安全温暖的地方，不一定是户外，但最好有一定的社交性。对日常生活活动尽可能不予以帮助，以维持其残余功能；制订适当的训练和生活作息计划，练习和训练患者独立生活自理能力。注意晚期患者要有固定的如厕时间，对尿失禁患者要定时提醒排尿，开展适量的其感兴趣的益智活动。

4）心理调适。患有失智症的老年人也是可以感受到周围人的情绪和态度的，加强与他们的日常交流可以从情绪上安抚他们，避免他们出现抑郁、孤僻等。对于早期患者，管理人员可以与其一起回忆过去的美好时光。

5）用药与治疗。告知老年人和家属常用益智药物的服用方法、用药注意事项及不良反应处理，制定合理用药和应急反应处理措施。制订非药物治疗计划，如行为治疗计划、艺术治疗计划、音乐治疗计划等，以及其他慢性疾病、听力和视力障碍等影响其智力和情绪的治疗计划。

3. 失智老年人健康管理计划评估

1）过程评估，包括建档动态管理情况、随访管理开展情况、双向转诊执行情况、就诊者的满意度等。

2）效果评估，包括失智症护理知识知晓率、相关危险行为的防范护理和药物规范治疗情况。

3）督导和考核，包括考核单位组织、考核制度、结果奖惩和改进措施等。

任务实施

1. 以3~4人为一组，根据所学知识，完成张大爷的个人老年人健康管理计划。
2. 小组选出代表，进行课堂演讲，并回答其他小组所提出的质疑问题，教师给予点评。

任务点评

任务点评表

组别	内容主题与定位明确（20分）	意义突出（10分）	健康计划要点清晰（25分）	计划实施步骤合理（25分）	演讲人阐述流利、表达清晰，回答问题要点准确（20分）	总分（100分）
第1组						
第2组						
第3组						
第4组						
第5组						
第6组						
……						
总评价						
备注						

任务三　社区老年人健康管理计划

学习目标

『知识目标』

1. 了解社区老年人健康管理模式。
2. 熟悉社区老年人健康管理的实施途径。
3. 熟悉社区老年人健康管理的发展趋势。
4. 熟悉社区不同类型老年人健康管理方案。

『能力目标』

1. 能够描述社区老年人健康管理模式及实施途径。
2. 能够针对社区不同类型老年人制订健康管理计划。

『职业素养目标』

1. 对待老年人热情、仔细。
2. 对待老年人有耐心。

情境导入

学校安排学生到某社区进行实习，学习社区老年人群体的健康管理计划制订和实施。社区医护人员何女士向小王介绍了本社区老年人的基本健康信息情况，并让小王给社区高血压老年人群体制订一份健康管理计划。

任务描述

本任务学习社区老年健康管理计划制订的相关知识和技能。以小组为单位，在学习本部分知识后，完成为社区高血压老年人群体制订的健康管理计划报告。

相关知识

一、社区老年人健康管理计划概念及健康管理模式

社区老年人健康管理计划是指以改善老年人健康为目标，在社区开展的以老年人生理健康管理、心理健康管理、社会适应能力健康管理和综合健康管理四大方面为内容，通过检测、分析、评估等方法来对老年人健康进行全面管理的实施方案。城市社区老年人健康管理模式流程如图 3-2 所示。

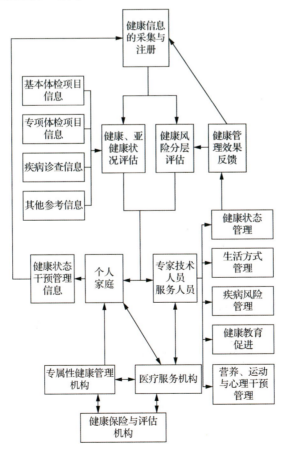

图 3-2　城市社区老年人健康管理模式流程

二、社区老人健康管理计划实施路径

（一）实施路径

如本项目任务一所述，对社区老人健康管理项目开展的路径包括6步：①制定目标；②解决资金；③明确责任；④制订计划；⑤组织落实；⑥效果评价。效果评价完之后要进行反馈，以重新调整目标及计划。健康管理项目实施路径如图3-3所示。

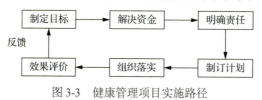

图3-3 健康管理项目实施路径

（二）实施路径规范

本书主要针对以下4个方面进行路径规范：一是针对社区老年人开展慢性病及其风险管理的实施路径，如社区老年人高血压、糖尿病、脑卒中及其风险管理；二是开展老年人健康教育的实施路径；三是开展老年人营养/运动等健康促进行动的实施路径；四是社区医务人员公益性培训的实施路径。

三、社区健康管理的发展

（一）多元化健康管理模式

多元化健康管理模式从管理理念、系统结构和操作方法3个方面进行创新，如图3-4所示。其原则是满足"基本"，适应要求；充分考虑"功能"与"区域"两大特点；以慢性病及慢性病风险因素监测、控制管理为重点；以公共产品提供为主，以运动、营养等生活方式干预为基本手段。

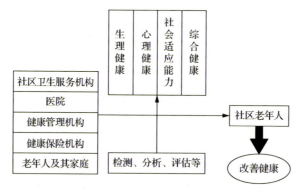

图3-4 多元化健康管理模式

其中，健康管理理念在当今社会可以理解为以人为本，具体到老年人健康管理即促进老年人健康状况的改善。

1）对社区老年人进行健康信息的采集与注册，建立老年人健康档案。

2）通过基本体检项目信息、专项体检项目信息、疾病诊查信息、其他参考信息对老年人进行健康、亚健康状况评估及健康风险分层评估，将其分为4类人群，即健康人群、亚健康人群、亚临床人群和慢性病人群。对不同人群制订不同的干预方案，对健康人群实施健康状态维护管理，对亚健康人群实施改善健康管理，对亚临床人群进行临床风险控制管理，对慢性病人群进行综合干预达标管理。

3）实施健康干预方案分为两大类主体，一是专家、技术人员、服务人员，这些人员可以来自专属性健康管理机构、医疗服务机构和健康保险与评估机构，实行健康状态管理、生活方式管理、疾病风险管理、健康教育促进和营养、运动与心理干预管理。二是个人和家庭，这正是强调了老年人的健康意识。

4）将健康管理效果进行反馈，记入老年人健康档案。

（二）社会力量参与办好老年护理院

集中力量解决病残、高龄老年人需要生活照料的实际困难，有条件的还要在社区开办老年人日托所。

（三）充分发挥社区卫生服务中心的作用

1）变被动服务为主动服务，对身患疾病、缺乏自理能力的高龄、空巢老年人，开展医疗、护理等入户服务，建立家庭病床。

2）开设老年人常见病专科，提高家庭病床覆盖面。

3）提高老年人健康档案建档率，不断发展社区预防、医疗、保健、康复和健康教育五位一体功能服务。

（四）发挥老年人互助作用

通过社区老年人服务组织，建立老年人互助小组，以一帮一、一带一的形式，提倡低龄老年人为高龄老年人服务、健康老年人为体弱老年人服务、有特长的老年人为普通老年人服务，从而促进老年人之间的优势互补。

四、不同类型老年人健康管理方案

（一）高血压老年人群体健康管理计划

在高血压老年人群体健康管理计划中，首先要明确对社区高血压老年人的不同风险层级，对老年人个体进行健康信息采集和分析，包括健康史、身体和心理状况以及其他辅助信息，评估后确定危险性层级，根据不同层级确定具体的干预和管理方案。

高血压老年人健康管理计划制订原则：老年人能够正确使用药物，将血压控制在适当的水平，减轻或者消除疼痛；最大限度地降低心血管病的死亡率和残废率。

高血压老年人健康管理计划制订总体目标：血压可控，心、脑、肾供血维持正常并有所改善，活动耐力有所提高，不适症状可控并有所减少，靶器官损害减轻，并发症减少，生活质量有所提高。

1. **高血压老年人健康干预与管理指标**

1）活动与休息。根据高血压患者的危险性层级确定活动量。极高危险性层级的需要绝对卧床休息；高危险性层级的以休息为主，适当运动；中危及低危险性层级的可选择合适自己的运动方式，并长期坚持。

2）饮食。限制钠盐的摄入，减少油脂类食物的摄入，多吃蔬菜和水果。

3）用药。选择合适的降压药物，并注意观察药物的副作用。健康管理工作者要向老年人讲解高血压的保健知识，药物要遵医嘱服用，不得随意调整用药量。

4）病情监测。告知老年人定期监测血压的重要性，指导家属定期监测血压并记录。尤其是当老年人出现头晕、头痛等不适症状时，应及时测量并就诊。

5）心理护理。老年人血压易受情绪波动影响。应指导其家人与其谈心、交友，创造良好环境氛围，使老年人在情感上获得支撑，情绪稳定舒畅。

2. **高血压老年人健康管理计划评估**

1）过程评估，包括建档动态管理情况、随访管理开展情况、双向转诊执行情况、就诊者的满意度等。

2）效果评估，包括高血压病防治知识知晓率，相关危险行为的改变率，血压、血糖控制情况和药物规范治疗情况。

3）督导和考核，包括考核单位组织、考核制度、结果奖惩和改进措施等。

（二）糖尿病老年人群体健康管理计划

在糖尿病老年人群体健康管理计划中，首先要明确社区糖尿病老年人的类型。随着年龄的增长，糖尿病发病率逐渐提高，其中95%以上的糖尿病为2型糖尿病。

对老年人个体进行健康信息采集和分析，包括健康史、身体状况、心理社会状况以及其他辅助信息（血糖指标、糖化血红蛋白测定等），评估后确定危险性层级，根据不同层级确定具体的干预和管理方案。

糖尿病老年人健康管理计划制订原则：通过计划实施，综合运用饮食、运动、药物等方法提高靶细胞对胰岛素敏感性，保持老年人血糖稳定或者降低，糖尿病症状可控并缓解，提高生活质量。

糖尿病老年人健康管理计划制订总体目标：老年人和家属能够通过培训，了解饮食、运动对控制血糖的影响和关系；能够制订科学的饮食和运动计划；将体重控制到理想范围；血糖稳定，并发症减少和延迟，生活质量得以提高。

1. **糖尿病老年人健康干预与管理指标**

1）运动疗法及护理。适当运动原则：能够促进身体糖原利用，减轻胰岛细胞的负担，降低血糖；能够改善三大营养素代谢功能，加速脂肪分解起到减肥的作用；减低血脂、血压，改善心肺功能，糖尿病并发症得到预防或者减少其发生。以轻中强度有氧运动为主，注意运动前的检查和运动中的监控。

2）饮食。合理饮食配方，维持标准体重：①每日摄取的热量控制在 5023～7534kJ 为宜。②三大营养素搭配合理。一般的原则是蛋白质占总热量的 15%左右，多吃鱼、瘦肉、豆类制品；糖类占总热量的 50%～60%，提倡多吃粗制米面和杂粮，忌食蔗糖、蜜糖等；脂肪占总热量的 25%～35%，主要摄取植物油。另外，充足的食物纤维素摄入不可少，适当补充维生素和微量元素。

3）用药。向老年人讲解所用药物的副作用和注意事项，告知老年人出现低血糖时的症状和处理措施，指导老年人进餐前服药或注射胰岛素，用药期间注意监测血糖的变化。

4）病情监测。告知老年人定期监测的重要性，指导家属或者老年人定期监测血糖的技术和注射胰岛素的方法，做好记录。

5）知识宣传。制订宣传计划，向老年人和家属宣传糖尿病知识。

2. 糖尿病老年人健康管理计划评估

1）过程评估，包括糖尿病建档动态管理情况、随访管理开展情况、双向转诊执行情况、就诊者的满意度等。

2）效果评估，包括糖尿病防治知识知晓率，相关危险行为的改变率，血压、血糖控制情况和药物规范治疗情况。

3）督导和考核，包括考核单位组织、考核制度、结果奖惩和改进措施等。

（三）慢阻肺老年人群体健康管理计划

在慢阻肺老年人群体健康管理计划中，首先要明确社区患病老年人的类型。根据健康状况评估结果对老年人进行分类。

对老年人个体进行健康信息采集和分析，包括健康史、身体状况、肺功能检查、运动能力评估、慢性阻塞性肺疾病（chronic obstructive pulmonary disease，COPD）严重程度评估、日常生活能力评估及其他辅助检查信息（血细胞分析、血气分析、痰涂片检查、痰培养、胸透等），评估后确定危险性层级，根据不同层级确定具体的干预和管理方案。

慢阻肺老年人健康管理计划制订原则：通过计划实施，保持和改善老年人呼吸道堵塞问题，通过咳嗽能顺利排出痰液，能让患者学会有效的呼吸技术，改善缺氧，通过有效的运动指导增强活动耐力。

慢阻肺老年人健康管理计划制订总体目标：通过开展积极的呼吸和运动训练，提高肺功能和机体免疫力，改善全身状况。

1. 慢阻肺老年人健康干预与管理指标

1）休息与活动。适当运动原则：COPD 急性期应卧床休息；稳定期应根据病情制订提高活动能力的有氧训练计划，以提高全身耐力，改善心肺功能。

2）氧疗指导。进行氧疗指导。

3）呼吸道改善活动计划和呼吸训练计划。根据老年人心肺功能和体力情况，制订个性化的训练计划，并鼓励患者长期坚持。

4）用药。向老年人讲解所用药物的副作用和注意事项，指导老年人服用药物。用药期间，注意观测各种药物的不良反应。

5）心理护理计划，包括鼓励老年人参加各种团体活动，帮助其建立战胜疾病的信心。

6）饮食指导。鼓励老年人进食高营养易消化的食物，多吃新鲜的蔬菜和水果，少食多餐以免加重喘憋。

7）知识宣传。制订宣传计划，向老年人和家属宣传糖尿病知识。

2. 慢阻肺老年人健康管理计划评估

1）过程评估，包括建档动态管理情况、随访管理开展情况、双向转诊执行情况、就诊者的满意度等。

2）效果评估，包括防治知识知晓率、相关危险行为的改变率、药物规范治疗情况。

3）督导和考核，包括考核单位组织、考核制度、结果奖惩和改进措施等。

任务实施

1. 以3～4人为一组，根据所学知识，完成医护人员布置的高血压老年人群健康管理计划。

2. 小组选出代表，进行课堂演讲，并回答其他小组所提出的质疑问题，教师给予点评。

任务点评

任务点评表

组别	内容主题与定位明确（20分）	意义突出（10分）	健康计划要点清晰（25分）	计划实施步骤合理（25分）	演讲人阐述流利、表达清晰，回答问题要点准确（20分）	总分（100分）
第1组						
第2组						
第3组						
第4组						
第5组						
第6组						
……						
总评价						
备注						

任务四　解读养老机构老年人健康管理计划

学习目标

『知识目标』

1. 了解养老机构老年人健康管理模式。
2. 熟悉养老机构老年人健康管理基本内容。

3. 掌握养老机构不同类型老年人健康管理方案。

『能力目标』

1. 能够描述养老机构老年人健康管理基本内容。
2. 能够针对养老机构不同类型老年人制订健康管理计划。

『职业素养目标』

1. 对待老年人热情、仔细。
2. 对待老年人有耐心。

情境导入

学校安排学生到某养老院进行实习，学习养老机构老年人群体的健康管理计划制订和实施。养老院护理人员姜女士向小王介绍了本养老院老年人的基本健康信息情况，并让小王给本院抑郁症老年人史爷爷制订一份健康管理计划。史爷爷，68岁，于半年前出现失眠、食欲下降、情绪低落情况，有时会独自一人呆坐房间内，担心自己的健康和生活，还担心子女不来看望自己，甚至会抛弃自己，烦躁、易怒，曾企图服药自杀。

任务描述

本任务学习养老机构老年人健康管理计划制订的相关知识和技能。以小组为单位，在学习本部分知识后，为史爷爷制订一份健康管理计划。

相关知识

一、机构养老的含义

机构养老，是指以养老机构为主导，为老年人提供解决日常生活困难的社会化养老服务模式。养老机构是指为老年人提供饮食起居、清洁卫生、生活护理、健康管理和文体娱乐活动等综合性服务的机构，最常见的如养老院、敬老院。

我国绝大多数养老机构是以帮扶、救助城市"三无"、日常生活疏于照料，以及农村"五保"老人为主，且多不以营利为主要目的，其公益性特征尤为明显。养老机构生活与其他服务不同的是，养老服务是一种全人、全员、全程服务。所谓全人服务，是指养老机构不仅要满足老年人的衣、食、住、行等基本生活照料需求，还要满足老年人医疗保健、疾病预防、护理与康复，以及精神文化、心理与社会等需求。要满足入住老年人上述需求，需要养老机构全体工作人员共同努力，这就是所谓的全员服务。绝大多数入住老年人是把养老机构作为其人生最后的归宿，养老机构工作人员就要做好陪伴着老年人走完人生最后里程的准备，这就是所谓的全程服务。

对养老机构老年人的健康管理，国家、各省市都出台了相应的养老机构老年服务规范，有具体的关于健康管理方面的服务标准。

2019年1月26日，中国社会福利与养老服务协会发布了T/CASWSS 002—2019《养老机构健康管理服务规范》，对国内养老机构健康管理服务提出了指导性意见和要求。

2019年4月16日，国务院办公厅发布了《国务院办公厅关于推进养老服务发展的意见》(以下简称《意见》)。《意见》强调,要大力推动养老服务供给结构不断优化、社会有效投资明显扩大、养老服务质量持续改善、养老服务消费潜力充分释放,确保到2022年在保障人人享有基本养老服务的基础上,有效满足老年人多样化、多层次养老服务需求。

2020年9月1日,民政部发布了新版《养老机构管理办法》,从2020年11月1日起施行。

二、养老机构老年人健康管理认知

(一)养老机构健康管理人员组成

与传统的养老方式相比,机构养老既可以完成家庭养老的功能,又能够为老年人尤其是生活不能自理的老年人提供更加专业的养老服务。根据国家相关规定,开展养老机构健康管理服务的前提是组建一支由全科医师、护士、健康管理师、护理人员、机构管理人员等协同组成的专业健康管理服务团队。

1) 全科医师。根据《养老机构医务室基本标准(试行)》,养老机构至少有1名取得执业医师资格,经注册后在医疗、保健机构中执业满5年,身体健康的临床类别执业医师或中医类别执业医师。执业医师人数≥2人的,至少应含有1名中医类别执业医师。

2) 护士。根据《养老机构护理站基本标准(试行)》,养老机构从事健康管理,至少有2名具有护士以上职称的注册护士,其中有1名具有主管护师以上职称。养老机构床位达到100张以上时,每增加100张床位,至少增加1名注册护士。

3) 健康管理师。负责老年人健康管理,与医生一起制订个性化体检计划、进行基础健康评估、制订健康方案并指导实施等工作。

4) 护理人员。护理人员是为老年人提供生活照料、日常护理和精神慰藉等服务的工作人员。养老护理人员的工作不只是简单的技能操作,还应具备相当的耐心和一定的专业素质和医学知识。

5) 机构管理人员。机构管理人员需要具备专业的管理知识,负责处理日常的行政事务、人事招聘、宣传推广等,同时做好各项管理工作。

(二)设施设备配置

养老机构应为老年人提供无障碍设施和适老性设施设备的配置,满足老年人在日常交往、看护治疗、正常生活等方面的需求。同时,养老机构可按自理、半失能、失能等类别进行合理分区,根据不同区域的需求进行资源配置调整。

(三)养老机构健康管理内容

在养老机构,健康管理人员根据老年人的生理、心理特点和健康状况,建立健康管理的服务流程;通过健康检测、健康评估和健康干预等方式,对老年人个人或群体进行健康服务,一般包含以下内容。

1. 健康档案

老年人健康档案是掌握老年人健康状况的基本工具，完整的健康档案能够帮助健康管理者系统了解老年人的健康问题及患病的相关信息。老年人在入院时，应进行入院体检，收集其历次体检、就医等健康信息，录入综合健康管理平台中；健康档案还应该包括家族史、输血史、手术史、过敏史等个人相关健康信息。

2. 健康评估

根据采集到的老年人健康信息，对老人的患病和健康危险因素进行评估并分类。

3. 健康干预

根据老年人健康评估信息，有针对性地指导、帮助老年人参加体育活动、康复锻炼、采取合理膳食；组织老年人参与机构内的各类活动，娱乐身心；督促患有慢性病的老年人遵医嘱按时服药，定期复查以控制疾病。

（1）饮食干预

1）根据老年人的膳食需求和当地、当季的食材供应，制定出合理的营养食谱。

2）定期开展讲座为老年人讲解营养知识，纠正饮食观念上的误区，使之主动改变不良的饮食习惯。

3）对食堂工作人员进行营养配餐和烹调方式的指导。

4）对护理人员进行相关知识的培训，使之在日常生活中帮助老年人纠正饮食观念上的误区。

（2）运动干预

1）加强对老年人的运动指导，指导老年人科学规律做运动，减少对跌倒等锻炼意外的恐惧感。

2）定期评估老年人的身体功能和活动能力，让老年人了解自身潜在的身体活动能力，鼓励老年人最大限度地利用、维持、优化其身体功能。

3）提倡以小组为单位的集体锻炼，发挥同伴效应，提高锻炼的依从性。

4）在内部开展"志愿活动"，倡导行动正常的老年人积极帮助行动不便的老年人，增加其日常活动。

（3）常规照护

养老机构需要对老年人的生活能力进行评估并分级，并按照不同照护标准进行服务。在入住时可借助 Barthel 指数或日常生活能力量表、简易智能量表等评定，确定护理级别，并根据老年人身心状况的发展，定期进行调整。照护内容：①生活照料服务；②护理服务；③精神支持服务；④安全保护服务；⑤环境卫生服务；⑥康复娱乐服务等。

（4）慢性病管理

通过健康体检和健康评估，将老年人分为一般人群、不同病种慢性病的高危人群和患病人群，并进行分层级、分病种的慢性病管理。具体措施如下。

1）为每一位慢性病老年人制订详细的健康促进方案。

2）健康管理师实行分片管理，明确管理目标，定期修正目标及方案。

3）开展慢性病专项讲座，组织与专家互动。

4）组织慢性病人群定期复查，详细记录重要指标走势。

5）在慢性病人群中举办"科学运动降体重""合理运动降血糖"等活动。同时对于因罹患心脑血管疾病、阿尔茨海默病等慢性疾病而失能、失智的老年人，除了要为其提供生活照料服务外，还应将其健康管理工作重点放在日常生活康复训练和辅具使用上。

4. 健康教育

1）养老机构内老年人健康教育要求。①有计划地经常开展健康教育工作，每次健康教育活动有明确的计划目标和实施方案，健康教育计划存档。②健康教育对象覆盖率达到80%以上。③健康教育对象对教育内容的知晓率达到50%以上，并能促进健康行为的建立。

2）老年人健康教育内容。老年人健康教育主要内容：老年人运动、饮食指导，老年人常见病发病危险因素及预防知识，老年人重要器官功能的常见退行性变化与防护，老年人常见意外损伤与自护，老年人常见慢性病的自我管理，老年人心理健康维护等。

3）健康教育的方式。健康教育方式有个别辅导、集体讲座、实践、技能培训或应用图片、录像、宣传栏、图书资料等形式。老年人的健康教育应根据老年人的记忆特点，宜采用生动活泼、老年人共同参与的形式开展，以促进内化为老年人自身的意识和行为，同时也注意发挥部分老年人的榜样作用，提高健康教育的成果。

养老机构，特别是医养结合机构在开展健康管理工作中要把健康教育作为工作的重要方面。通过各种形式的健康教育，传播健康生活理念，增强老年人自我健康管理意识，提高老年人对自身身体健康的了解，引导老年人主动加强健康管理，培养积极健康的生活方式，促进疾病早发现、早治疗，减少不必要的医疗支出。

5. 中医保健

中医保健是国内养老机构根据国家相关要求，推出的一项特色健康管理服务。

老年人对中医保健有较高的接受度，养老机构可根据老年人的不同特点和对中医保健养生的个性化需求，提供个性化的保健服务，定期进行健康教育、中医养生知识宣教。具体措施如下。

1）对于生活自理的老年人，以开展"治未病"的中医保健养生项目为主，如太极拳等活动量较大的运动。

2）对于行动不便或半自理老人，以开展减轻病痛、促进康复为主的保健养生项目为主，如推拿、按摩、针灸、拔罐等。

3）对于需要全天护理的失智、失能老人，以中医治疗及护理的技术应用为主。

三、不同类型老年人健康管理计划

（一）失智老年人健康管理计划

失智症是老年期产生的一种器质性脑症候群，主要是人在老年期发生智能逐渐衰退而引起社交及职业活动的障碍，原因不明，可能与基因遗传有关。其特征为中枢脑组织发生退化现象而形成脑萎缩。此外，一些社会、心理、环境的因素，如退休、失业、老伴及儿女离去等，也可促使老年失智症的发生。

在失智老年人健康管理计划中，首先要明确老年人病情发展状况、健康状态、残存能力。在进行日常活动的支援、照顾时，必须对老年人个体进行健康信息采集和分析，确实掌握失智症的病情发展或身体的健康状态，评估后确定其病症类型及危险性层级，根据不同层级确定具体的干预和管理方案。

失智老年人健康管理计划制订原则：三级预防手段准确，循序渐进，生活护理"凡事以简单为原则"。

失智老年人健康管理计划制订总体目标：老年人认知功能减退缓解，颞叶萎缩速度趋于正常，生活有规律，攻击意识减弱。

1. **失智老年人健康干预与管理指标**

1）生活习惯。戒除烟瘾（抽烟是导致血管型失智症发生的重要危险因素）。少吃油腻及内脏、碱盐类食物，有充足的睡眠及休息。吃素者则适当补充维生素 B_{12}，以预防失智症。

2）饮食。减少糖、盐、油的摄入量；多吃富含胆碱的食物，如豆制品、蛋类、核桃、鱼类等；吃食物时要多咀嚼以使大脑的血流量增加，对大脑细胞有养护作用。

3）用药。每天可服用约 1/3 片的阿司匹林片，减少血小板凝集沉淀在血管壁上，保持血流的畅通。但药物要遵医嘱服用，不得随意调整用药量。

4）日常生活。保持良好的家庭氛围，防止其处于孤独封闭的状态，保持其乐观情绪；勿改变失智老年人的生活环境；凡事都要以简单为原则，不要试图训练失智老年人去完成那些复杂的工作，如做饭、用洗衣机等，那样只会加重他们的挫折感，引起不必要的情绪反应；合理安排失智老年人有规律的生活。

2. **失智老年人健康管理计划评估**

1）过程评估，包括建档动态管理情况、随访管理开展情况、双向转诊执行情况、就诊者的满意度等。

2）效果评估，包括三级预防措施知晓率、相关危险行为的改变率等。

3）督导和考核，包括考核单位组织、考核制度、结果奖惩和改进措施等。

（二）骨质疏松症老年人健康管理计划

骨质疏松症是一种全身性疾病，其特点是骨量减少和骨组织的微细结构破坏，骨脆性增加，容易发生骨折。骨质疏松症主要分为原发性骨质疏松症、继发性骨质疏松症和特发性骨质疏松症。本书所说的骨质疏松症主要是指老年性骨质疏松症，属于原发性骨质疏松症。

在骨质疏松症老年人健康管理计划中，首先要明确老人病情发展状况。对老年人个体进行健康信息采集和分析，确实掌握患者病情发展或身体的健康状态，评估后确定危险性层级，根据不同层级确定具体的干预和管理方案。

骨质疏松症老年人健康管理计划制订原则：积极对症治疗，养成健康的生活方式和饮食习惯。适当进行户外锻炼，预防不当用力和跌倒，及时处理骨折。

骨质疏松症老年人健康管理计划制订总体目标：能够运用有效的方法减轻不适；维持躯体功能；降低骨折发生率，减少骨折并发症；减少老年人焦虑，生活质量有改善。

1. **骨质疏松症老年人健康干预与管理指标**

1）休息与活动。运动是防治骨质疏松症最有效的方法。坚持适当的室外运动以增加和保持骨密度；握力锻炼、上肢外展的收缩可预防肱骨、桡骨的骨质疏松；步行锻炼可预防下肢和脊柱的骨质疏松；肌肉收缩训练可防止关节僵硬和肌肉失用性萎缩。对于骨折老年人，应保持固定的牵引康复活动，运动量合适并持之以恒。

2）饮食。膳食合理，多摄入富含钙质及维生素D的食品，如乳制品、海产品、燕麦等；多吃富含维生素C的水果和蔬菜；拒绝饮用浓茶、咖啡、碳酸饮料，戒烟限酒。

3）用药。服用钙制剂，如葡萄糖酸钙、碳酸钙等；服用钙调节剂，如维生素D、降钙素；服用双磷酸盐，如阿仑膦酸钠等。药物要遵医嘱服用，不得随意调整用药量。教会老年人观察各种药物的不良反应，做好监测。

4）心理护理。多与老年人沟通谈心，增强其信心，保持其心情舒畅，情绪乐观，客观面对自我形象。

2. **失智老年人健康管理计划评估**

1）过程评估，包括建档动态管理情况、随访管理开展情况、双向转诊执行情况、就诊者的满意度等。

2）效果评估，包括老年人疼痛减轻情况、改变相关骨折发生率、老年人情绪稳定情况等。

3）督导和考核，包括考核单位组织、考核制度、结果奖惩和改进措施等。

（三）焦虑症老年人健康管理计划

老年焦虑症，目前是逐渐被社会广泛关注的一种疾病，主要以情绪的焦虑、烦躁不安、反复发作、睡眠障碍、多种躯体症状为特征。随着寿命的延长，老年焦虑症患病率会有所上升。老年焦虑症又分为慢性焦虑症和急性焦虑症。慢性焦虑症老年人，其焦虑情绪可以持续较长时间，焦虑程度有起伏。急性焦虑症老年人表现为反复的、有时为不可预料的焦虑或者惊恐状态发作，突如其来，一般持续为几分钟或者几周。

在焦虑症老年人健康管理计划中，首先要明确老年人病情发展状况。对老年人个体进行健康信息采集和分析，掌握患者病情发展或身体的健康状态，评估后确定危险性层级，根据不同层级确定具体的干预和管理方案。

焦虑症老年人健康管理计划制订原则：不能单纯治疗，因为老年人的焦虑症，尤其是焦虑症伴随的躯体疾病比较多。老年人大多并发躯体症状较多，一定要清楚老年人的躯体疾病，尤其有些冠心病发作也会出现焦虑。不要盲目用药，耽误焦虑症的治疗或使其他躯体疾病加重，老年焦虑症应采取综合治疗的措施。

焦虑症老年人健康管理计划制订总体目标：老年人焦虑症状减轻；心理稳定；学会自我放松；生活规律，生活质量有改善。

1. **焦虑症老年人健康干预与管理指标**

1）休息与活动。生活规律，睡眠充足。多参加有益活动，培养广泛爱好，使心情豁达开朗。

2）饮食。膳食合理，多食用顺气、化痰的食物，如竹笋、冬瓜、海带等；多食用养神静心的粥类；多吃偏寒冷和偏酸甜的食物。不吸烟、不酗酒，注意劳逸结合。

3）用药。服用抗焦虑药物，如安定、多塞平等。服用药物遵医嘱，并注意观察药物疗效。

4）心理护理。多与老年人沟通谈心，增强其信心，教其正确处理各种应激事件的方法，增强心理防御能力。

5）学会自我放松方法。增加自信（对自己处理事情的能力建立信心）、自我松弛（学会从紧张情绪中解脱出来）、自我反省（通过自我反省，把潜意识中引起痛苦的事情诉说出来）、自我刺激（转移自己的注意力）和自我催眠（自我暗示催眠，解决睡眠障碍）。

2. **焦虑症老年人健康管理计划评估**

1）过程评估，包括建档动态管理情况、随访管理开展情况、双向转诊执行情况、就诊者的满意度等。

2）效果评估，包括老年人情绪稳定情况等。

3）督导和考核，包括考核单位组织、考核制度、结果奖惩和改进措施等。

（四）抑郁症老年人健康管理计划

抑郁症又称为抑郁障碍，是一种以抑郁情绪为突出症状的心理障碍，以显著而持久的心境低落为主要临床表现。广义的老年抑郁症是指发生在年龄 60 岁以上的特定人群的抑郁症。狭义的老年抑郁症则是指年龄在 60 岁以上的人群首次发病的原发性抑郁症。

在抑郁症老年人健康管理计划中，首先要明确老年人病情发展状况，即抑郁程度。对老年人个体进行健康信息采集和分析，确实掌握患者抑郁程度，评估后确定危险性层级，根据不同层级确定具体的干预和管理方案。

抑郁症老年人健康管理计划制订原则：加强心理疏导；坚持药物治疗；专病专治。

抑郁症老年人健康管理计划制订总体目标：患者抑郁症状减轻；心态调整良好，能够面对自身性格缺陷，人际关系良好；生活态度积极向上，有一定的兴趣爱好；生活规律，饮食健康，生活质量有改善。

1. **抑郁症老年人健康干预与管理指标**

1）心理治疗指标。生活规律，睡眠充足。多参加有益活动，培养广泛爱好，丰富文化内涵，减少精神紧张，使心情豁达开朗。

2）饮食。均衡营养，避免食用辛辣、生冷、油腻的食物，可以多吃一些清淡易消化的食物，如蛋奶类和豆制品。

3）用药。服用丙咪嗪、氯丙咪嗪、阿米替林及多塞平等。服用遵医嘱，并注意老年人对药物不良反应耐受力的观测，特别是对抗胆碱和心血管不良反应等的观测，应尽量选择不良反应较小的药物。

4）医疗卫生常识普及，开展老年人心理卫生宣传与咨询，帮助老年人正确认识疾病，培养良好性格，对自身有正确认识，树立良好的人生观、价值观，增强其适应能力，应对不良精神刺激。

2. 抑郁症老年人健康管理计划评估

1）过程评估，包括建档动态管理情况、随访管理开展情况、双向转诊执行情况、就诊者的满意度等。

2）效果评估，包括老年人情绪稳定情况，人生观、价值观的正确性等。

3）督导和考核，包括考核单位组织、考核制度、结果奖惩和改进措施等。

任务实施

1. 以3～4人为一组，根据所学知识，完成姜护理员布置的健康管理计划。

2. 小组选出代表，进行课堂演讲，并回答其他小组所提出的质疑问题，教师给予点评。

任务点评

任务点评表

组别	内容主题与定位明确（20分）	意义突出（10分）	健康计划要点清晰（25分）	计划实施步骤合理（25分）	演讲人阐述流利、表达清晰，回答问题要点准确（20分）	总分（100分）
第1组						
第2组						
第3组						
第4组						
第5组						
第6组						
……						
总评价						
备注						

任务五　熟悉老年人个性化运动方案的制订

学习目标

『知识目标』

1. 了解老年人运动健康管理的含义。
2. 熟悉老年人运动健康管理的特点。
3. 熟悉不同类型老年人运动方案。

『能力目标』

能够针对不同类型老年人制订运动方案。

『职业素养目标』

1. 对待老年人热情、仔细。
2. 对待老年人认真、踏实。

情境导入

学校安排学生到某社区进行实习，学习老年人个性化运动方案制订。社区医护人员何女士向小王介绍，邓爷爷，62岁，退休工人，爱好户外运动，每天都去爬山，还打2~3小时的乒乓球，时常反映肩膀痛。何女士让小王制订一份运动方案。

任务描述

本任务学习老年人个性化运动方案制订的相关知识和技能。以小组为单位，在学习本部分知识后，完成为邓爷爷制订的运动方案报告。

相关知识

一、老年人运动健康管理的含义

老年人运动健康管理，属于康复治疗的物理疗法。物理疗法是指通过主动和被动的方式，利用个体自身的肌肉收缩和关节活动，并借助各种物理因子来治疗疾病，恢复与重建功能的一种治疗方法。运动疗法是指利用器械、徒手或者患者自身力量，通过某些运动方式（主动或者被动运动等），患者获得全身或者局部运动功能、感觉功能恢复的训练方法。

二、老年人运动的意义

通过针对性的运动，老年人的全身性肌肉得到有效锻炼，强化或者维持身体各种脏器功能和机体调节控制功能，延缓老年人生理功能的老化，如视觉、听力功能减退，自理能力降低，四肢平衡协调能力降低等，并改善和治疗老年人的某些精神性疾病，避免心理问题的发生或者加剧，帮助老年人保持健康的心态，树立正确的人生观、死亡观，扔掉烦恼，享受生活。

三、老年人运动健康管理的特点

1）以老年人为中心，反映老年人的身体特点。
2）以能够实现老年人个体运动目的为依据，运动计划合适、针对性强，运动指标不偏离个体身体状况。
3）可观察到和可测量到运动效果和指标，有具体的检测标准和时间限度。
4）由健康管理者、老年人及家属三方共同确保目标的可行性和个性化。
5）重点是促进老年人个体健康，维持机体功能正常状态，预防功能减退和丧失，满足老年人的基本需要，预防、降低或者限制不良事件的发生。

四、老年人运动项目的选择及注意事项

老年人运动以有氧运动为主。有氧运动是指运动强度相对较低、持续时间较长、大肌群参加的、以有氧代谢为主要代谢形式的运动形式。这种运动往往是全身性的，以提高人体心肺功能为目的。2010年，世界卫生组织发布了《关于身体活动有益健康的全球建议》的文件，该文件对不同年龄段的人群提出了不同的运动建议，其中对于65岁以上老年群体，文件中提出了以下运动建议。

1）老年人应每周完成至少150分钟中等强度有氧运动，或每周至少75分钟高强度有氧运动，或中等和高强度两种运动相当量的组合。
2）有氧运动应该每次至少持续10分钟。
3）为获得更多的健康效益，该年龄段的成年人应增加有氧运动量，达到每周300分钟中等强度或每周150分钟高强度有氧运动，或中等和高强度两种运动相当量的组合。
4）运动能力较差的老年人每周至少应有3天进行增强平衡能力和预防跌倒的运动。
5）每周至少应有2天进行大肌群参与的增强肌肉力量的运动。
6）由于健康原因不能完成所建议身体运动量的老年人，应在能力和条件允许范围内尽量多运动。

需要注意的是，运动时间段选择不当、运动强度过大及伴随运动过程中的意外事件都会成为运动风险的一部分。例如，对于骨质疏松的中老年运动者，意外跌倒则很可能会导致肢体骨折以及其他身体创伤。

五、慢性病老年人的运动方案

1. 冠心病老年人运动方案

冠心病老年人的康复分为3期：住院康复期（Ⅰ期，生命体征一旦稳定，无并发症即可开始锻炼）、出院后康复（Ⅱ期）、慢性冠心病或者慢性期康复（Ⅲ期）。一天当中，凌晨至上午9点为心血管病发生率最高的时段。因此，冠心病老年人在上午9点后、下午或者晚饭后一小时锻炼较为合适。

冠心病需根据不同时期制订运动方案，从能承受的最低负荷量开始，逐渐增加运动量，循序渐进。心功能容量低于6～7代谢当量及有心功能障碍者，需在康复医疗机构进行康复。冠心病运动方案应以中等强度的有氧运动（40%～60%最大摄氧量）为主，辅以肌肉力量练习和肌肉牵伸练习。

2. 糖尿病老年人运动方案

糖尿病有4种类型：1型糖尿病、2型糖尿病、妊娠期糖尿病和其他特殊起源的糖尿病。

糖尿病老年人的运动方案是针对糖尿病或者其身体状况制订的包括运动形式、运动频率、运动强度、运动周期在内的具体运动康复方案。1型糖尿病患者参加运动的主要目的是促进心血管健康、提高体适能；2型糖尿病患者参加运动的主要目标是健康地控制体重和改善血糖。

糖尿病老年人的运动时间，一般尽可能选择在饭后1～2小时后，早餐后是运动的最佳时间，因为这时可能是一天中血糖最高的时候，选择这一时间运动可以帮助降低血糖。一般来说，不提倡糖尿病老年人空腹时锻炼。

糖尿病老年人的运动方案应以中等强度、较长时间的有氧运动为主，辅以肌肉抗阻力量练习和肌肉牵伸练习，以达到消耗血糖、提高胰岛素受体敏感性的目的。

3. 高血压老年人运动方案

高血压运动方案制订原则：适用于1级、2级高血压患者。根据患者的血压水平，血压低者的运动量可以稍大些，血压高者运动量宜小些。高血压患者以低强度有氧运动为宜，运动方式可以采用快走、慢跑、太极拳、舞蹈等运动，也可以进行力量练习。

4. 中风恢复期老年人运动方案

中风常导致偏瘫，即单侧肢体运动功能障碍，主要表现为肌张力异常和运动不协调，无法维持正常姿势和保持平衡。恢复期的运动以调节肌张力，使肢体运动趋于正常为标准。运动训练应循序渐进，不可操之过急，由易到难，由简单到复杂，由少到多，持之以恒。若运动中出现不适，应终止训练，以防发生或加重不良反应。

5. 呼吸疾病老年人运动方案

通过运动，改善呼吸疾病老年人的呼吸肌功能，改善心肺功能和整体功能，减轻呼吸困难症状和改善精神状态。运动训练是肺部康复的基础，主要针对呼吸肌和上下肢肌力训练。

6. 骨质疏松症老年人运动方案

运动是防治骨质疏松症最有效的方法。能活动的老年人坚持适当的室外运动可以增加和保持骨密度。握力锻炼、上肢外展等运动，可预防肱骨、桡骨的骨质疏松；下肢后伸等运动，可预防股骨近端的骨质疏松；每日步行2000～5000m，可以预防下肢和脊柱的骨质疏松。

活动受限的老年人每日可进行关节的周围肌肉力量训练，进行肌肉的等长、等张收缩训练，防止关节僵硬和肌肉的失用性萎缩。

对因骨折而固定或牵引的老年人，每小时应活动身体数分钟，做上下甩动臂膀、扭动足趾、足背屈、跖屈等活动。运动注意量力而行、持之以恒。

7. 帕金森病老年人运动方案

帕金森病老年人的病情千差万别，需要进行个体化分析，根据老年人的病情、年龄、健康情况、以往运动能力等多种因素来综合判断，制订合理的运动方案。一般应掌握的原则是避免运动负荷过大，运动时间不宜过长，注意控制心率，加强运动中的保护，避免跌倒等外伤风险，热身时间要有保障，运动后适度按摩恢复。

1）早期帕金森病的运动方案：可进行低强度的有氧运动、伸展运动、平衡运动，运动时间一般以半小时左右为宜（不建议超过1小时），每周锻炼次数以3～5次为宜。运动过程中应注意监测心率，避免运动强度过大。

2）中期帕金森病的运动方案：帕金森病老年人平衡能力有减退趋势，在运动中特别需要避免跌倒和外伤。要严格控制运动负荷，持续时间不宜过长。每周锻炼2～3次即可。运动形式如慢走，太极拳，徒手或者低阻抗、低负重下的肢体伸展运动和平衡锻炼。

3）晚期帕金森病的运动方案：在康复师或者家属等的辅助下，进行有防护的平衡训练、行走训练、上肢徒手操、床上肢体伸展运动等。运动中注意观察病情变化，必要时监测心率、血压等指标。

任务实施

1. 以3～4人为一组，根据所学知识，完成对邓爷爷的运动指导方案。
2. 小组选出代表，进行课堂演讲，并回答其他小组所提出的质疑问题，教师给予点评。

任务点评

任务点评表

组别	内容主题与定位明确（20分）	意义突出（10分）	指导方案要点清晰（25分）	方案实施步骤合理（25分）	演讲人阐述流利、表达清晰，回答问题要点准确（20分）	总分（100分）
第1组						
第2组						
第3组						
第4组						
第5组						
第6组						
……						
总评价						
备注						

> 拓展阅读

老年人健康管理工作计划参考样例

【篇一】

20××年，为促进公共卫生服务均等化，更好地实施老年人健康管理服务项目，为老年人提供疾病预防、自我保健及伤害预防的指导，减少健康危险因素，有效预防和控制慢性病。根据《国家基本公共卫生服务规范》制订社区65岁以上老年人健康管理计划。

服务对象：社区65岁以上的老年人。

服务内容：为65岁以上的老年人每年进行一次免费体检，体检的时间视情况具体安排，体检项目完全依照《国家基本公共卫生服务规范》进行，并尽可能增加一些必要的项目，具体步骤如下。

1）组织开展社区65岁的老年人每年一次的健康体检，体检前先由各居委会通知各家需要体检的人员，到社区卫生服务中心进行体检。另外，对行动不便、卧病在床的老年人提供预约上门服务。

2）老年人健康体检与慢性病体检及建立健康档案相结合。

3）体检的内容包括健康状况的评估、体格检查、辅助检查。

4）健康状况评估包括吸烟、饮酒、体育锻炼、饮食、慢性疾病常见的症状、既往病史、遗传病史、现病史及临床表现、治疗和目前用药情况。

5）体格检查方面包括血压、身高、体重、腰围、臀围、皮肤、淋巴结、心肺听诊、腹部是否有包块、下肢是否水肿、呼吸、体温、脉搏。辅助检查有每年一次血糖、血脂检查，有条件的话还应加上血常规、尿常规、B超、心电图、X线片。

6）告知老年人健康体检的结果，发放健康体检手册，并进行相应的健康干预。

① 对发现已确诊的高血压患者和2型糖尿病患者纳入相应的慢性病管理。

② 对存在危险因素但是尚未纳入慢性病的居民定期随访。

③ 对所有的老年人进行慢性病危险因素的知识普及，如高血压防治知识、糖尿病危害的健康教育。

主要工作目标：

① 掌握社区65岁以上老年人的花名表及数据，规范管理率≥50%、体检率≥50%。

② 健康体检表完成率≥95%。

【篇二】

根据《国家基本公共卫生服务规范》的要求，结合实际情况，制订本实施方案。

一、项目目标

1）通过实施老年人健康管理服务项目，对社区老年人进行健康危险因素调查和一般体格检查，提供疾病预防、自我保健及伤害预防、自救等健康指导，减少主要健康危险因素，有效预防和控制慢性病，逐步使老年人享有均等化的基本公共卫生服务。

2）开展老年人健康管理工作，定期为65岁以上老年人进行健康检查，到20××年，老年人健康档案建档率达85%以上。健康档案应做到及时更新并实施计算机动态管理,动态管理率>85%。

3) 在20××年项目年度实施期内老年人健康建档登记率达85%。20××年年底,老年人健康规范管理率达85%。每年为管理的65岁以上老年人做一次健康检查。

二、项目范围及内容

1. 项目范围

覆盖辖区内所有65岁以上老人。

2. 项目内容

对辖区65岁及以上老人进行登记管理,进行健康危险因素调查和一般体格检查,提供疾病预防、自我保健及伤害预防、自救等健康指导。

1) 每年进行一次老年人健康管理。

2) 健康生活方式和健康状况评估,包括吸烟、饮酒、体育锻炼、饮食、慢性疾病常见症状和既往所患疾病、治疗及目前用药情况。

3) 体格检查,包括血压、体重、皮肤、淋巴结、乳腺、心脏、肺部、腹部、四肢肌肉关节等体格检查,以及视力、听力和活动能力的一般检查。

4) 辅助检查:每年一次以上免费检查血糖。必要时增加血常规、尿常规、血脂、眼底检查、肝肾功能,以及认知功能和情感状态的初筛检查。

5) 告知居民健康体检结果并进行相应干预。

① 对发现已确诊的高血压患者和2型糖尿病患者纳入相应的慢性病患者管理。

② 对存在危险因素且未纳入其他疾病管理的居民要定期随访。

③ 告知居民一年后进行下一次健康检查。

6) 对所有老年人进行慢性病危险因素、流感疫苗接种知识、骨质疏松预防及防跌倒措施、意外伤害和自救等健康教育。

三、项目组织与实施

1) 由公卫科全面负责项目的组织实施工作。

2) 公卫科对下属村卫生室开展老年人保健工作进行技术指导和督查,并及时向上级部门汇报,并根据反馈意见进行整改。

3) 原则上,项目由辖区内村卫生室具体执行,公卫科负责对其技术指导,鉴于目前村卫生室人员、技术水平等实际情况,以公卫科为主导,以村卫生室为帮手,对老年人实行规范化健康管理。

 项目小结

本项目介绍了老年人健康管理计划的相关概念、内容,分别针对居家老年人、社区老年人和养老机构老年人介绍了如何制订有效的健康管理计划,以更好地实现老年人健康的病前主动防、病后科学管,跟踪服务不间断,为老年人提供连续性、综合性、协调性的优质的健康管理服务。另外,还介绍了老年人个性化运动方案制订内容。

拓展练习

一、单选题

1. 机构养老，是指以（　　）为主导，为老年人提供解决日常生活困难的社会化养老服务模式。
   A. 养老机构　　B. 家庭　　　　C. 社区　　　　D. 组织单位
2. （　　）负责老年人健康管理，与医生一起制订个性化体检计划、基础健康评估、制定健康方案并指导实施等工作。
   A. 护理员　　　B. 机构管理人员　C. 全科医生　　D. 健康管理师
3. 老年人运动健康管理，属于康复治疗的（　　）。
   A. 综合疗法　　B. 化学疗法　　C. 物理疗法　　D. 运动疗法

二、多选题

1. 健康管理计划的实施包括（　　）和组织落实等几个步骤。
   A. 制定目标　　B. 解决资金　　C. 明确责任
   D. 制订计划　　E. 辅助检查
2. 居家养老老年人的健康管理计划，需要从（　　）入手，而且需要社会、家庭及老人自身共同参与。
   A. 慢性疾病管理　　　　　　B. 心理健康的管理
   C. 日常生活照料　　　　　　D. 日常运动
3. 社区老年人健康管理计划是指以改善老年人健康为目标，在社区开展的，以老年人（　　）为内容。
   A. 生理健康管理　　　　　　B. 心理健康管理
   C. 社会适应能力健康管理　　D. 综合健康管理

三、简答题

1. 简述健康管理计划的内容。
2. 简述健康管理计划实施的流程。
3. 简述居家养老老年人的健康管理计划内容。

项目四

老年人常见问题管理

任务一　老年人不良生活方式管理

学习目标

『知识目标』

1. 了解老年人不良生活方式的起因。
2. 熟悉老年人不良生活方式的管理方法。

『能力目标』

能够正确评估老年人不良生活方式。

『职业素养目标』

对待老年人仔细、有耐心。

情境导入

小王到某社区养老服务中心去实习，工作人员给他提供了一位老年人的信息：张老伯，65岁，退休前是某机关办公室工作人员，患有糖尿病、高血压、高脂血症。吸烟史45年，每天吸烟20支左右。每天饮高度白酒40毫升，晚上熬夜至凌晨1点。现在工作人员要求小王对其进行生活方式的信息采集，为改变张老伯的不良生活方式提供依据。

任务描述

本任务学习如何正确评估老年人不良生活方式。以小组为单位，在学习本部分知识后，对张老伯的基本信息进行采集，了解张老伯的基本生活方式状况。

相关知识

一、老年人的不良生活方式

老年人受文化程度的限制及传统因素的影响，对健康的生活方式缺乏正确的认识，从而使他们处于顺其自然的不良生活习惯中，直接影响着他们的生活质量。老年人某些疾病的形成不仅与衰老有关，而且与其生活方式、环境因素等综合作用有关，尤其是生活方式。据相关数据统计，不良生活方式所致疾病的发病率目前已占首位，而这些疾病导致老年人死亡占老年人致死病因的 50%以上，说明生活方式与健康的关系极为密切。调查显示，饮酒、不合理膳食、吸烟、缺乏体育锻炼等不良生活方式是老年人患病的主要危险因素。因此，改变老年人不健康的生活方式，建立健康促进生活方式，从而预防和延缓老年人疾病的发生，是提高老年人生命质量的有效方法之一。

二、老年人不良生活方式管理方法

帮助老年人改掉不良生活方式，提倡健康的生活方式是老年人健康管理的重要措施之一。健康的生活方式有多种，但主要包括 3 个方面：生活节奏要有规律，尤其要保证充足的睡眠；全面均衡适量的营养；适度的运动，戒烟、限酒，保持心理平衡。

老年人不良生活方式的管理方法如下。

1. 信息采集

信息采集的方法很多，对于老年人生活方式，一般采用问卷调查法，由专人进行。内容包括健康的生活方式的知晓率、与疾病的关系的认识，用知道和不知道回答，重视程度用非常重视、重视、一般和根本不重视 4 种单项选择回答。健康的生活方式测验：能否经常保持情绪愉快，能否每天坚持合理饮食，即荤素搭配，饮食清淡，多吃新鲜蔬菜，进食定时定量？能否每天坚持体育锻炼，包括持之以恒、正确选择自我运动强度和时间及运动后的观察？能否做到每天早睡早起，保持充足的睡眠？结果以根本未能做到、偶尔做到、基本做到和完全做到 4 种单项选择完成，统计每项回答的人次并记录。

2. 信息处理分析及评估

对收集的信息进行处理，确定所调查对象生活方式的危险因素，对危险因素进行评估。

3. 干预计划及实施

针对调查情况，根据评估方案制订干预计划并组织实施。老年人不良生活方式的干预主要通过健康教育方式进行，如举办专题讲座、健康宣传专栏等方式，树立老年人的健康理念，改变老年人的不良生活方式。另外，也可以通过健康体检进行效果检验。干预计划主要内容如下。

（1）确定教育目标

针对调查情况，安排好相应教育的内容，并分阶段地对老年人进行健康教育。

（2）教育的形式及方法

教育的形式及方法主要如下。

1）组织专题讲座。与机构或街道老年居委会负责人密切合作，做好组织工作，在预定日期和地点组织进行专题讲座，向老年人讲解有利于身心健康的健康生活方式，以及如何改变不良的生活方式。在讲解时讲话速度要慢，语言通俗易懂，普通话和方言结合使用，对老年人所关心的问题，给予耐心形象的回答。

2）发放学习材料。每月讲座时，给每位老年人发放本月教育的有关健康生活方式及保健的材料，有一定文化的老年人可自己阅读，文化程度低的老年人可带回家与家人一起学习，同时也可取得家人的配合。

3）利用健康教育宣传栏。利用宣传栏，定期宣传健康生活方式的内容及不同季节常见病、多发病的预防指示，以强化老年人的卫生保健知识，理解健康意义，提高老年人的生活质量。

4）提供良好的社会环境和自然环境。除发放材料外，还应定期邀请其子女一起参加，教育其子女懂得更多地关心老年人的生活、支持老年人的正当要求和需要，处理好相互之间的关系，创造一个和睦欢乐的家庭，让老年人能经常保持良好的心理状态。同时鼓励老年人参与老年娱乐、体育等集体活动，这样可使老年人享受集体生活的欢乐，驱除老年人孤寂，增进老年人健康。

5）固定健康教育时期。固定健康教育的时间，一般以每月中下旬时段为宜。

（3）教育后的巩固

在每次健康教育后，给予复习题，通过老年人的节日进行知识竞赛；借助个体或群体荣誉感的存在及利用群体凝聚力，相互讨论，促使老年人相互交流沟通，改变不良生活方式，养成健康行为。

（4）结果记录和效果评估

通过一年的系列教育后，将以上各方面调查结果与健康教育前的差异进行统计分析，进行效果评估。效果评估表格见表4-1~表4-4。查找并分析影响干预效果因素，调整和制定更为针对性的教育方法。

表4-1 干预前后老年人对健康的生活方式的知晓率

时间	知道	不知道	合计
干预前			
干预后			

表4-2 干预前后老年人对健康的生活方式与疾病关系认识的知晓率

时间	知道	不知道	合计
干预前			
干预后			

表4-3 干预前后老年人对健康生活方式重视程度比较

时间	非常重视	重视	一般	根本不重视	合计
干预前					
干预后					

表 4-4　干预前后老年人健康的生活方式测验结果比较　　　　单位：人

健康的生活方式内容	干预前				干预后			
	完全做到	基本做到	偶尔做到	未能做到	完全做到	基本做到	偶尔做到	未能做到
合理饮食								
定时定量								
荤素搭配								
饮食清淡								
多吃新鲜蔬菜								
体育锻炼								
持之以恒								
正确运动强度								
正确运动时间								
运动后观察								
睡眠形态								
充足的睡眠								
早睡早起								
保持情绪愉快								

在老年人不良生活方式的管理过程中，要注意老年人不良生活方式，如无固定的作息制度、吸烟、喝酒、饮食习惯等是经过几十年养成的，甚至有些人根深蒂固，不容易纠正。因此需要足够的耐心，并运用充满人性化的语言进行解释，循序渐进，不可操之过急，否则适得其反。应了解老年人的文化水平及接受能力等，根据不同的文化程度、不同的个性进行教育。此外，还要求护理人员要不断更新知识，全面提高素质，以确保健康教育的质量，才能使健康教育达到满意的效果。

任务实施

1. 以 3～4 人为一组，根据之前所学知识，收集张老伯的健康信息，了解其生活方式状况，并形成报告。

2. 小组选出代表，进行课堂演讲，教师给予点评。

任务点评

任务点评表

组别	内容主题与定位明确（20分）	选取的健康信息采集方式合理（20分）	采集的数据准确、具有典型性（20分）	信息分析采用的方法合理，得出的结果准确反映现实状况（25分）	演讲者思路清晰、语言流畅（15分）	总分（100分）
第1组						
第2组						
第3组						
第4组						

续表

组别	内容主题与定位明确（20分）	选取的健康信息采集方式合理（20分）	采集的数据准确、具有典型性（20分）	信息分析采用的方法合理，得出的结果准确反映现实状况（25分）	演讲者思路清晰、语言流畅（15分）	总分（100分）
第5组						
第6组						
……						
总评价						
备注						

任务二　老年人常见健康问题管理

学习目标

『知识目标』

1. 了解老年人常见健康问题。
2. 熟悉不同患病老年人常见健康问题管理内容。

『能力目标』

能够正确制订老年人健康管理方案。

『职业素养目标』

1. 能机敏、认真地对待老年人。
2. 考虑问题细致、周全。

情境导入

小王到某社区养老服务中心去实习，工作人员给他提供了一位老年人的信息：吴先生，65岁，退休前身体状况良好。近5年经常发病，晚上睡觉时有时突然坐起，浑身是汗，两眼发直，两眼通红，大喊大叫，胡言乱语，有时候还打人，把他按到床上，则继续睡。第二天问他晚上发生的事，他一概不知。白天就像正常人一样，这个病已经持续5年，家人非常害怕。在当地医院做过头部CT（computed tomography，计算机断层扫描）、头部MRI（magnetic resonance imaging，磁共振成像）、心电图、脑彩超，均未发现异常，吃过不少镇静药，但是没有什么作用。工作人员要求小王对其进行健康问题管理。

任务描述

本任务学习如何正确对老年人常见健康问题进行评估和管理。以小组为单位，在学习本部分知识后，对吴先生的基本信息进行采集，了解吴先生的健康问题并提出健康干预措施。

相关知识

一、老年人肥胖症问题管理

肥胖症是指人体代谢异常，体内脂肪堆积过多和（或）分布异常，体重超过标准体重的20%。肥胖症是遗传、环境等多种因素共同作用的结果。

老年人肥胖症问题管理是指综合运用饮食、运动、行为治疗方法改善不良生活习惯，促进脂肪和糖代谢，增强老年人的运动耐力，促进康复，提高生活质量。

（一）信息采集及评估

1. 健康史

1）询问老年人是否有家族遗传史、手术史、用药史和过敏史等。
2）了解老年人的饮食结构、饮食量、进食方式、运动情况等。
3）老年人自理能力和社会适应能力评估。

2. 身体情况

1）体形异常、体重超标。
2）心血管系统、呼吸系统、代谢内分泌系统及消化系统症状群。①心血管功能减退，血压增高，左心室肥大和心室舒张功能异常导致心力衰竭。②肥胖导致上呼吸道狭窄，引起二氧化碳潴留，导致机体缺氧，活动耐力下降，动则疲乏、气短。③代谢功能障碍，肥胖易引起一系列激素及代谢紊乱，使2型糖尿病、痛风症等的发病率显著增高。④身体长期负荷过重引起骨、关节的损伤，肥胖症老年人常出现腰椎及关节疼痛。

3. 心理社会情况

肥胖症老年人容易因体形异常产生焦虑、抑郁等心理问题。

4. 辅助检查

1）BMI（body mass index，体重指数）是世界卫生组织推荐使用的肥胖分型标准，是最简单、易操作，可靠的方法。BMI＝体重（kg）/身高的平方（m²）。根据中华人民共和国卫生行业标准《成人体重判定》，正常值为 $18.5kg/m^2 \leqslant BMI < 24.0kg/m^2$。$BMI < 18.5kg/m^2$ 为体重过低，$24.0kg/m^2 \leqslant BMI < 28.0kg/m^2$ 为超重，$BMI \geqslant 28.0kg/m^2$ 为肥胖。

2）腰围可以直接判定中心型肥胖，男性腰围≥90cm、女性腰围≥85cm，可以认定为中心型肥胖。

3）标准体重（standard weight，SW）。标准体重（kg）＝身高（cm）－105（cm）实测体重超过标准体重的10%为超重，实测体重超过标准体重的20%为肥胖。

（二）干预措施

1. 饮食护理

根据老年人的身高、体重算出老年人的标准体重，再算出老年人每天所需的总热量后，制订合理膳食计划；根据老年人的具体情况，结合减肥目标制定饮食处方，以每周减轻体重 0.5～1.0kg，每天减少热量 2092～2510kJ 为宜。

具体方法如下。

1）饮食限制疗法：适用于超重或轻度肥胖者，适当限制热量的摄入。

2）低热量饮食疗法：适用于中度肥胖者，每天热量摄入 3360～5040kJ，补充足够的维生素。

3）极低热量饮食疗法：适用于重度肥胖的老年人，除人体必需的营养物质外，每天热量摄入≤42kJ/kg。这是一种快速减肥方法，必须住院接受治疗，因为易发生不良反应，当体重下降到一定程度后，应逐渐过渡到低热量饮食。

2. 运动疗法及护理

根据老年人的个体情况制订合理的运动计划，并长期坚持实施。

1）运动方式：选择以提高心肺功能的有氧全身运动为主，如散步、慢跑、游泳等。

2）运动强度：心率是确定治疗强度的可靠指标，应注明最高心率和应达到的适宜心率，同时以训练后第二天不感到疼痛和疲劳为宜。

3）运动时间，每次运动 20～30 分钟，每天 1～2 次，可以分组练习，中间休息 3 分钟，每周 3～5 次。

4）有并发症的老年人应进行心肺功能检查，应在医护人员的监护指导下进行。

5）运动量适中，做好老年人的心率监测工作，并以运动中出汗适中，运动后有快感，睡眠佳为宜。

6）运动是一个长期而又漫长的过程，应制订计划并坚持进行，同时给老年人树立信心，循序渐进，持之以恒。

3. 行为治疗的护理

老年人要采取健康的生活方式，改变饮食和运动习惯，矫正错误行为，自觉地长期坚持，达到减轻体重的目的；可采用自我控制疗法、刺激疗法、厌恶疗法等减轻体重，同时鼓励老年人多与家人和朋友交往，建立正常的社交。

4. 药物治疗的护理

当采用饮食和运动治疗半年以上无效时，或有严重糖尿病并发症时，可选择短期的药物辅助治疗。

1）食欲抑制剂，作用于中枢神经系统，抑制食欲和增加饱腹感，能够加速能量消耗，因其有心血管不良反应而要少用。

2）脂肪吸收阻滞剂，主要不良反应有肠胀气、大便次数增加等，这类药物也要少用。

5. 健康指导

1）知识宣传：向老年人宣传肥胖症的危害，让其提高认识，自觉坚持执行运动计划和饮食控制，最终达到减轻体重的目的。

2）饮食指导：①改变进食行为，应增加咀嚼次数，进食宜慢，饭前喝一碗汤，既增加饱腹感，又减少进食量；②调整饮食结构，采用低盐、低脂、低蛋白、低热量、高维生素的饮食，限制高脂食物的摄入，如肥肉、动物肝脏等，少食高热量食物，如甜食、糖果等。

（三）效果评价

老年人能认识到肥胖的危险，能坚持并配合制订的饮食及运动治疗方案，积极参加社交活动，有利于老年人减轻体重。

二、老年人营养不良问题管理

（一）老年人营养不良的因素

造成老年人营养不良的因素有多种，主要如下。

1. 疾病与药物因素

随着老年人各种慢性疾病发生率的逐渐增加，其机体的营养消耗也相应增加，但是由于其食欲、咀嚼吞咽、消化或吸收营养的能力降低，机体的营养需求得不到满足，营养不良发生率随之升高，营养不良也会加速病情恶化，恶性循环，老年人的营养状况越来越差。另外，老年人由于慢性疾病需要长期服用多种药物，也会出现药物性营养不良，如服用抗帕金森药物、抗抑郁药、降血糖药物等可引起恶心、呕吐，味觉和嗅觉下降或口腔干燥而使食欲减退等。

2. 生理学因素

随着年龄的增长，老年人出现一些生理学上的改变：活动能力、味觉嗅觉功能及视力的下降和存在不良的口腔问题。一方面，老年人活动能力下降以及行动不便，饮食自理能力降低，不方便到商店或超市购买食物，降低了其对食物的选择性和烹调食物的兴趣；另一方面，老年人的消化液、消化酶及胃酸分泌量减少，影响了其对食物的消化和吸收；听觉减退使老年人不愿意与大家一起进餐，以避免交谈；视觉减退使老年人失去了食物颜色对其食欲的刺激等，以上不利的生理因素皆使老年人的营养素摄入减少。

3. 社会学因素

老年人营养不良的一个重要因素就是社会人口统计学因素，如低收入、低教育水平、独居等。营养不良在我国老年人群中，很大程度上与经济收入因素相关。独居老年人由于缺少家人的关怀，饮食简单而单调，容易造成营养失衡。

4. 不合理的饮食习惯

不合理的饮食习惯或者偏食等，不能满足老年人对营养的需求。

5. 精神因素

老年人的人际交往减少，易产生不良的情绪状态，如焦虑、忧郁、恐惧、悲哀等，影响机体消化功能，严重者甚至会产生厌食。

6. 老年人及其照护者对营养知识的掌握情况及其态度

如果老年人及其照护者的营养知识掌握程度较差，那么即使老年人具有良好的饮食态度，仍然会因为营养知识的缺乏而造成营养不良。

（二）信息采集及评估

1. 营养状况信息采集及评估

营养状况评估通常是将传统的人体测量、实验室检查、临床检查等指标进行综合评价的。人体测量主要是 BMI、三头肌皮褶厚度（triceps skinfold thickness，TSF）、上臂[中]围（mid-arm circumference，MAC）、小腿围（calf circumference，CC）。生化指标主要参考以下：人血白蛋白（ALB）、前白蛋白（prealbumin，PAB）、甘油三酯（triglyceride，TG）、总胆固醇（total cholesterol，TC）、淋巴细胞总数（Lc）、血红蛋白（HGB）等。

目前，普遍使用微型营养评定（mini-nutritional assessment，MNA）对老年人进行评估。此方法简单、可靠、快速、无害。完整版的评估表由 18 个问题组成，需要 15 分钟左右完成，简易版（SF）由 6 个问题组成，仅需 4 分钟即可完成。简易版由完整版简化而来，能够独立使用，如下。

微型营养评定（SF）

（一）评价内容

1. 人体测量评定（anthropometric assessment）

1）BMI（单位：kg/m^2）。

0＝BMI＜19；
1＝19＜BMI＜21；
2＝21＜BMI＜23；
3＝BMI≥23。

2）上臂[中]围（单位：cm）。

0＝MAC＜21；

0＝21＜MAC＜22；

1＝1 MAC＞22。

3）CC（单位：cm）。

0＝CC＜31；

1＝CC≥31

4）近3个月体重丢失（weight loss during last three months）。

0＝大于3kg；

1＝不详；

2＝介于1～3kg；

3＝体重无丢失。

2. 整体评定（global assessment）

1）患者是否独居？0＝否；1＝是。

2）每日服用超过3种药物？0＝否；1＝是。

3）在过去的3个月内患者是否遭受心理应激和急性疾病？0＝否；1＝是。

4）活动能力

0＝卧床；1＝可下床但不能外出活动；2＝可外出活动。

5）是否有精神/心理问题？

0＝重度痴呆；1＝轻度痴呆；2＝无精神/心理问题。

6）是否有压痛或皮肤溃疡？

0＝否；1＝是。

3. 膳食评定（dietetic assessment）

1）每日食用几餐正餐？

0＝1餐；1＝2餐；2＝3餐。

2）患者的消费情况？

每日至少1次消费：是/否；

每周食用2次或更多豆类或蛋类：是/否；

每日食用肉类、鱼类或禽类：是/否。

0＝1个是；0.5＝2个是；1＝3个是。

3）患者是否每日食用2次或更多水果或蔬菜？0＝否；1＝是。

4）该患者在过去的3个月内是否因为食欲减退、消化问题、咀嚼或吞咽等而摄食减少？

0＝食欲严重降低；1＝食欲中度下降；2＝没有变化。

5）每日消费几杯饮料？

0＝少于3杯；0.5＝3～5杯；1＝多于5杯。

6）摄食方式？

0＝完全需他人帮助；

1＝可自行进食但稍有困难；

2＝可自行进食无任何困难。

4. 主观评定（subjective assessment）
1）该患者是否认为自己有任何营养问题？
0＝重度营养不良；
1＝中度营养不良或不清楚；
2＝无任何营养问题。
2）与同年龄他人比较，该患者认为自己的健康状况如何？
0＝不好；0.5＝不清楚；1＝一样好；2＝更好。
（二）MNA 评分分级标准
MNA≥24：营养状况良好；
17≤MNA≤23.5：存在发生营养不良的危险；
MNA<17：有确定的营养不良。

2. 进食能力信息采集及评估

测试老年人正常状态下饮水能力，如老人能正常饮用 100mL 温开水，则可以进行进食能力评估。评估内容：老年人用餐具将食物由容器送到口中、咀嚼、吞咽过程，分为可独立进食、需部分帮助（如协助把持餐具）和需极大帮助或完全依赖他人 3 个程度。

（三）干预措施

1. 预防药物性营养不良

指导老年人合理用药、安全用药，避免滥用，不应长期大剂量使用一种药物。老年人和其照顾者应了解药物的不良反应并密切观察有无不良反应，有病应遵照医嘱。若病情需要，应针对可能缺少的营养素调配好饮食，必要时服用相应的维生素和微量元素制剂；用药后若出现与原发病无关的症状，应考虑药物性营养不良的可能并及时就医。

2. 纠正老年人不合理的饮食习惯

营养不良老年人的蛋白质补充应以补充优质蛋白为主，如鸡肉、鱼肉、牛肉、乳、蛋、豆类等。同时，应帮助老年人纠正偏食、饮食单一、常吃隔夜菜等不良饮食习惯。

3. 生理学因素的改善

针对老年人咀嚼不全的问题，指导建议牙齿不好的老年人安装合适假牙，同时改变烹调方式（如多做炖汤、菜泥、肉丸），选择合适的食材（如烂糊面、肉饼、豆腐等）；合理膳食，在肉类方面，宜食用鸡肉和鱼肉，忌贪多（以免腹胀、消化不良）、贪快（以减轻肠胃的消化负担）、贪热（以保护口腔、食管和胃）。注意食谱的变化，促进老年人的食欲。

4. 给老年人宣传营养学知识

通过对老年人的健康教育，可提高其对膳食营养与健康重要性的认识，自觉纠正不良的膳食习惯，起到改善不正常的体重、防治便秘等作用。由于老年人具有记忆力和注意力下降的特点，灵活的教学形式如小组合作、营养会议等有助于老年人的营养知识学习，让老年人在轻松的气氛中学习营养知识。建立老年营养知识网站对客观条件允许的老年人是个很好的信息来源，老年人或其照顾者可以在网站上评估老年人的营养状态、评估其营养知识、学习如何使用网络、如何进行搜索和如何向专家进行咨询。

5. 加强对老年人的饮食心理护理

提高老年人对生活的热情，消除老年人因为抑郁等而影响食欲的精神因素，减少其孤独感；提高老年人的进食量。

三、老年人焦虑抑郁问题管理

焦虑症是一种以焦虑情绪为主的常见神经症，常伴有运动性不安和躯体不适。老年焦虑症是老年人常见的心理障碍。老年人由于退休后的巨大生活落差、经济状况及社会关系发生改变、与子女之间的沟通交流不畅等问题都会诱发焦虑。焦虑症分为慢性焦虑症和急性焦虑症。

慢性焦虑症又称为广泛性焦虑症，其焦虑情绪可以持续较长时间，其焦虑程度有起伏。急性焦虑症表现为反复的、有时为不可预料的焦虑或惊恐状态发作，突如其来，一般可以持续几分钟或更长时间。

（一）信息采集及评估

1）健康史。多数患者具有数月的躯体症状，如头痛乏力、失眠便秘等；还有些患者患有慢性疾病，如高血压、糖尿病等，或者有肿瘤等疾病史。

2）临床表现。妄想症、自杀倾向，抑郁症性老年痴呆等。

3）辅助检查。采用标准化评定量表对其严重程度进行评估，如老年抑郁量表（geriatric depression scale，GDS）、流调中心用抑郁量表（center for epidemiologic studies depression scale，CES-D）、汉密尔顿抑郁量表（Hamilton depression scale，HAMD）等；CT、MRI显示脑室扩大和皮质萎缩。

4）社会状况调查。退休、丧偶、家庭纠纷、经济窘迫等对老年人构成心理刺激，影响情绪，当达到一定程度时，会引起焦虑症。

5）患者的焦虑程度、发作时间。

（二）干预措施

1. 心理护理

1）帮助老年人树立战胜疾病的信心，充分认识到焦虑症不是器质性疾病，不会直接威胁生命，避免不必要的心理负担。

2）帮助老年人学会正确处理各种应激事件的方法，增强心理防御能力，培养广泛的兴趣和爱好，使心情开朗；在可能的情况下争取家属、同事、组织上的关照、支持，解决好可能引起焦虑的具体问题。

2. 药物干预

适当使用抗焦虑药物，如安定 10mg，每晚口服 1 次；多塞平 25mg，每日 2 次口服；或氯丙咪嗪 25mg，每日 2 次口服，注意观察药物疗效。

3. 饮食习惯

帮助老年人养成良好的饮食习惯，合理膳食，多食用顺气、化痰的食物，如竹笋、冬瓜、海带等；多食用一些养生静心的粥类，多吃偏寒凉和偏酸甜的食物，可以缓解紧张不安，如西红柿、红薯、山楂等。不吸烟、不喝酒，劳逸结合，参加有益活动。

4. 健康教育

帮助老年人了解和掌握焦虑症的自救方法。

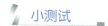 小测试

测测你是否有焦虑症

我们来做个测试看一下你是焦虑症还是处在焦虑状态。（测试标准：是：1 分，否：0 分）

1. 你是否常需要服用安眠药方可入睡？ A．是 B．否
2. 到了该入睡的时间，你是否仍然会躺在床上反复考虑一些事情？ A．是 B．否
3. 你会担心自己的健康状况吗？ A．是 B．否
4. 如果你独自在黑暗中是否感到有一些害怕？ A．是 B．否
5. 你是否经常觉得自己责任太重，而想减轻一点？ A．是 B．否
6. 你是否在意别人如何对待你？ A．是 B．否
7. 你是否常被突如其来的电话铃声吓一跳？ A．是 B．否
8. 你操心生活中的琐事吗？ A．是 B．否
9. 为使自己平静下来，你是否常常服用一些镇静安神药物？ A．是 B．否
10. 你关心钱的问题吗？ A．是 B．否
11. 旅行时，如果你与其他人走散了，你会感到害怕吗？ A．是 B．否
12. 你是不是十分自我主义？ A．是 B．否
13. 在你十分生气或紧张时，声音会不会出现颤抖的情况呢？ A．是 B．否
14. 你是否很会害羞、脸红？ A．是 B．否
15. 你能不能很快地让自己放松下来？ A．是 B．否
16. 你是否不太能忍受噪声？ A．是 B．否
17. 你是否总是对某种事放心不下？ A．是 B．否
18. 你是否很容易感到坐立不安？ A．是 B．否
19. 你是否经常会觉得恐慌？ A．是 B．否
20. 你是否将身边重要文件及财物都收拾妥当，一旦有危险便可以从容离去？ A．是 B．否

21. 你是否常被一些毛病，如消化不良、发疹之类所困扰？ A．是　B．否
22. 你是否比其他人更容易感到烦恼？ A．是　B 否
23. 你是否会因为小事而常常被激怒？ A．是　B．否
24. 有了差错或遇到挫折时，你会感到十分不安和忧虑吗？ A．是　B．否
25. 如果别人取笑你，你心中会惶惶不安吗？ A．是　B．否
26. 外出或睡前，你是否都要好几次查看门窗有没有真的锁好了？ A．是　B．否
27. 你很害怕认识新朋友吗？ A．是　B．否
28. 如果朋友们要到你家来聚会，你是否会为此准备上好几个小时？ A．是　B．否
29. 外出赴宴、开会等社交活动前，你是不是会感到有些紧张？ A．是　B 否
30. 在社交场合中，你是否常会觉得面红耳赤？ A．是　B．否

【测试结果】总分≤3分：你的心境平和。在面对诸多问题时，你应对自如，有必胜的信念。

4 分≤总分≤9 分：你身心状态良好，一般可以好好地控制自己的情绪，但依然有少许焦虑。

总分≥10 分：看得出你为生活操心。分数越高，你越容易焦虑，越易于承受各方面的精神压力，因此你常为一些不值得担心的事而放心不下，甚至被激怒、无故发脾气、烦躁不安。

四、老年人睡眠障碍问题管理

（一）睡眠障碍

睡眠障碍是指睡眠量及质的异常，或在睡眠时出现某些临床症状，也包括影响入睡或保持正常睡眠能力的障碍，如睡眠减少或睡眠过多，以及异常的睡眠相关行为。老年人睡眠障碍的原因主要如下。

1）潜在的躯体疾病，睡眠障碍是疾病的先导症状。
2）不良的睡眠习惯，如白天卧床多、睡眠多、入睡前过于兴奋。
3）心理性因素导致的情绪不好、内心矛盾、冲突、不愉快生活事件等。
4）生活缺乏充实的内容，无规律。
5）晚饭后，尤其入睡前过多的吸烟和饮用浓茶。

（二）信息采集及评估

1）健康状况。是否存在躯体疾病，如高血压、糖尿病、脑卒中、冠心病、肿瘤、骨质疏松、慢性疼痛等。是否存在精神性疾病，如焦虑、抑郁等，以及认知功能下降。

2）体格检查。体格检查包括：①一般状态，精神状态、敏感程度、身体协调性及对事物的认知能力；②生命体征，呼吸、心率、血压、脉搏；③颈部检查，是否有甲状腺肿大；④眼和耳鼻喉科检查；⑤疼痛评估；⑥X 线胸片，CT、MRI 的检查。

3）睡眠状况。使用多导睡眠图（polysomnography，PSG），它是目前最能详细准确记录睡眠状态的方式，包括心电图、脑电图、眼动电图、腿动、体位、鼾声指数、口鼻

气流、胸腹运动、血氧饱和度、心率和血压等。

4）日常生活活动状况，可以通过生活质量量表进行简单评估。

5）社会参与情况。

6）用药史。用药情况以及有无药物依赖。

（三）干预措施

1. 满足患者身体舒适的需要

积极采取措施从根本上消除影响老年人身体舒适和睡眠的因素。在睡前，可帮助协助完成个人卫生护理，避免衣服对患者身体的刺激和束缚，避免床褥对舒适的影响，选择合适的卧位，放松关节和肌肉，保证呼吸通畅，控制疼痛及减轻各种躯体症状等。

2. 减轻老年人的心理压力

轻松愉快的心情有助于睡眠，相反焦虑、不安、恐惧、忧愁等情绪会影响睡眠。

3. 创造良好的睡眠环境

控制卧房的温度、湿度、空气、光线及声音，减少外界环境对老年人感官的不良刺激。

4. 合理使用药物

对使用安眠药的老年人，照护者必须掌握安眠药的种类、性能、服用方法、对睡眠的影响及不良反应，并注意观察老年人在服药期间的睡眠情况及身心反应，及时发现问题并予以处理。

5. 建立良好的睡眠习惯

根据人体生物节律性调整作息时间，合理安排日间活动，白天应适当锻炼，避免在非睡眠时间卧床；晚间固定就寝时间和卧室，保证人体需要的睡眠时间，不熬夜。

睡前可进食少量易消化的食物或热饮料，防止饥饿影响睡眠，避免饮用浓茶、可乐及含酒精的刺激性饮料，或摄入大量不消化食物。睡前可以根据个人爱好选择短时间的阅读、听音乐或做放松操等方式促进睡眠，视听内容要轻松、柔和，避免由于身心的强烈刺激而影响睡眠。

对发作性睡眠的老年人，应选择药物治疗，照护者应指导老年人学会自我保护，注意发作前兆，减少意外发生，告诫老年人禁止从事高空、驾车等工作，避免发生危险；对于睡眠呼吸暂停者，应指导其采取正确的睡眠姿势，以保证呼吸道通畅；对梦游症者，应采取各种防护措施，将室内危险物品移开，锁门，避免发生危险。

五、老年人便秘问题管理

我国 60 岁以上老年人，慢性便秘发病率为 15%～24%。随着岁数增大，老年人的食量和体力活动减少，肠管张力和蠕动减弱，腹腔及盆底肌力下降，肛门括约肌功能减弱，胃结肠反射减弱，直肠敏感性下降。这些是老年人群慢性便秘高发的主要原因。便秘类型分为排便次数减少、排便量减少、硬粪、排便费力、排便不尽、肛门阻塞等。上述症状同时存在超过两种就可以诊断为便秘。病程超过 6 个月，3 个月中超过 1/4 时间内有便秘的则为慢性便秘。

（一）信息采集及评估

1）症状因素。病史：便次、便意、排便是否困难或不畅以及粪便性状，伴随的胃肠道症状等；便秘程度。

2）常规检查。全身体格检查、腹部检查和肛门直肠指检，有结直肠息肉史和结直肠肿瘤家族史等，应该常规性结肠镜检查。粪常规和隐血试验应作为便秘患者的常规检查和定期随访项目。

3）IBS（irritable bowel syndrome，肠易激综合征）罗马III诊断。

4）病理生理评估。包括结肠传输试验、肛门直肠测压、球囊逼出试验、排粪造影。

5）心理评估。

（二）干预措施

1）针对便秘尽早综合处理，调整饮食及排便习惯，加强运动。根据自身情况选择运动方式：身体情况允许者，可慢跑、快走、打太极拳等，也可以散步半小时至 1 小时。运动应该循序渐进，逐渐加量。对患有一些慢性病的老年人，以运动后不累为度。不要久坐，可伸伸懒腰，也可做起立、下蹲运动，踢腿运动和转体运动。可腹部按摩。

2）药物治疗以渗透性通便药物为主，润滑剂、刺激性泻药及肠促动力药为辅的复合用药方案。常见药物：乳果糖、聚乙二醇、液状石蜡油、麻仁润肠丸、番泻叶、芦荟、大黄、酚酞、蓖麻油、莫沙必利等。但便秘患者不应滥用泻药。

3）针对出口梗阻/排便障碍，应养成规律性排便计划，采用蹲坐位（足凳）排便并加强协助排便肌群的功能锻炼。

六、老年人疼痛问题管理

疼痛是一种令人不愉快的感觉和情感经历，是一种主观感受，伴有实际或潜在的组织损伤，在 65 岁及以上老年人中持续性疼痛很普遍。

（一）信息采集及评估

1）个人信息，包括性别、年龄和职业。
2）用药史、诊断及治疗过程。
3）家族史、婚姻史、感染史、肿瘤史。
4）精神状况及心理社会因素：长期受慢性疼痛折磨或癌痛影响易产生悲观、抑郁、焦虑、孤独、愤怒、恐惧等心理障碍。
5）既往止痛效果的评估。
6）疼痛的诱发因素：风湿性疼痛在潮、湿、凉的环境中易发病或加重；神经血管性疼痛在精神紧张及缺氧时易发病；咳嗽、大便、憋气时出现向肢体放射性疼痛的病变多来自椎管；高嘌呤饮食诱发痛风发作。

7）疼痛的部位及临床表现。

评估时尤其注意将患者的主诉作为疼痛强度最为可靠的指征。

(二) 干预措施

疼痛干预目标是缓解疼痛，改善功能，减少不良反应。

1）询问患者及其照料者，寻找病因，对因治疗。

2）强调自我调整治疗（如按摩、止痛膏和局部用药、热敷、冷敷、分散注意力、放松、听音乐）。

3）鼓励持续性疼痛患者运动。

4）对躯体性疼痛或严重情绪/人格障碍患者进行心理性疼痛治疗（如生物反馈、冥想、催眠术、针灸）。

5）康复治疗会诊，利用机械装置减轻疼痛并增加运动量（如夹板），经皮电神经刺激，扩大运动范围和加强日常生活能力训练。

6）当多种保守治疗无效时，则采取介入治疗（如神经调节、神经轴索阻滞、注射治疗）。

7）疼痛的药物治疗。不建议自行服用止痛药物或保健品，推荐到疼痛门诊就诊，由医生制订具体方案。

小贴士

对于持续性疼痛患者，镇痛不能看作问题解决，进一步改善功能才是目的。老年人开始药物治疗时，衡量获益/风险比值很重要。有效镇痛的要点是需要对疼痛定期再评估。

七、老年人用药安全问题管理

老年人多数体弱多病，服药机会也多。据调查，65岁以上的老年人约有80%患心脏病、高血压、关节炎和糖尿病等慢性疾病，甚至35%的老年人还不止患有一种疾病。可见，患病的老年人多，老年病多，吃药多，从而服药对身体造成损害的机会也多。因此，老年人用药要十分注意，因其体质与成年人不同，抵抗力相对减弱，用药要注意安全。

(一) 信息采集与评估

根据老年人医疗的特点，全球已经有多个国家开展了对老年人用药安全性的评价，并制定了一系列标准对老年人潜在不良用药进行监测，规范老年人的用药情况。老年人群用药的评估标准包括如下。

1）Beers量表明细了老年人的用药类型。分为：诊断非依赖的药物，65岁以上老年人不应该使用的药物；诊断依赖的药物，65岁以上的老年人在特定的疾病下不能使用的药物。

2）STOPP。STOPP标准弥补了Beers量表标准中欧洲国家处方集中没有的药物。一定程度上被认为是欧洲的 Beers 标准。

STOPP 标准包含 65 条不适当用药，按系统分为十大类，包括心血管系统、中枢神经系统和精神药物、胃肠道系统、呼吸系统、肌肉骨骼系统、泌尿生殖系统、内分泌系统、可能引起跌倒的药物、镇痛药和同类药物重复使用，每一条都注明了在特定疾病状态下使用某类药物是不适当的。

3）老年人不恰当处方工具。它是在 Beers 标准基础上，选择 71 种老年人不宜使用的药物进行调查，共 38 种（类）药物作为加拿大标准并在加拿大使用。以常用药为主，按临床药物分类，并根据老年人不适当处方行为提出了同等有效或更有效而不良反应少的替代方案。

4）丹尼斯（Denis）补充列表。丹尼斯等的补充列表和 STOPP 有较多的重叠，共包括了 19 个条目。

5）梅特（Mette）补充列表。梅特等的补充列表是挪威奥斯陆大学医疗卫生研究所的专家设计的，该表有 13 个条目，特点是包含较多的药物-药物组合，如 β 受体阻滞剂+非选择性钙通道阻滞剂等。

（二）干预措施

1）用药个体化原则。由于老年人衰老的程度不同，患病史和药物治疗史不同，治疗的原则也有所差异，应当根据每位老年人的具体情况量身制定适合的药物、剂量和给药途径。

2）优先治疗原则。老年人常患有多种慢性疾病，为避免同时使用多种药物，当突发急症时应当确定优先治疗的原则。例如，当老年人患感冒发热或急性胃肠炎时，应优先治疗这些急症，暂停使用降血脂或软化血管等药物。

3）用药简单原则。老年人用药要少而精，尽量减少用药的种类（一般控制在 4 种以内），减少合并使用类型、作用、不良反应相似的药物；适合使用长效制剂，以减少用药次数。药物治疗要适可而止，不必苛求痊愈。

4）减量原则。由于药物在老年人体内过程的改变，老年人对药物的敏感性增加、耐受力降低、安全范围缩小。除使用抗生素外，老年人的用药剂量一般要减少，特别是解热镇痛药。60~80 岁的老年人用药剂量为成年人的 3/4~4/5；80 岁以上的老年人应为成年人的 1/2，部分特殊药品如强心苷类药品仅为成年人的 1/4~1/2。

5）饮食调节原则。重视食物的营养选择与搭配。控制饮酒以避免老年人减少对维生素 B 族的摄入；老年性糖尿病患者要注意调节饮食，以保证降血糖药物的疗效。

6）人文关怀原则。关怀老年人对有效地发挥药物疗效至关重要。老年人容易漏服药，家人可准备 21 个小瓶并标注清楚一周 7 天早、中、晚的用药时间，将一周需用的药物预先分放好，便于老年人服用；也可建立服用药品的日程表或备忘卡。此外，还应向老年人广泛宣传必要的用药小常识。

任务实施

1. 以 3~4 人为一组，根据所学知识，收集吴先生的健康信息，找出吴先生健康问题，并提出干预措施。

2. 小组选出代表，进行课堂演讲，或进行角色扮演，教师给予点评。

任务点评

任务点评表

组别	内容主题与定位明确（20分）	选取的健康信息采集方式合理（20分）	采集的数据准确、评估结果准确（20分）	干预措施合理、准确（25分）	演讲者（角色扮演者）思路清晰、语言流畅（15分）	总分（100分）
第1组						
第2组						
第3组						
第4组						
第5组						
第6组						
……						
总评价						
备注						

任务三 老年人健康危险因素干预

学习目标

『知识目标』

1. 了解老年人不同健康危险因素。
2. 熟悉老年人不同健康危险因素的干预措施。

『能力目标』

能够快速应对老年人不同健康危险。

『职业素养目标』

1. 能机敏、认真地对待老年人。
2. 考虑问题细致、周全。

情境导入

小王和同学在某养老机构实习。某天，他们接待了一名老年人张奶奶，张奶奶79岁，由其女儿扶养，经询问病史，张奶奶近半年内已有两次跌倒病史，原有高血压、关节炎、抑郁症、失眠等疾病。张奶奶最近3天头晕，能使用拐杖行走，现服用的药物有抗抑郁药、降压药、利尿剂及安定。现要求对张奶奶进行健康危险因素评估并制订干预措施。

项目四 老年人常见问题管理

任务描述

本任务学习常见老年人健康危险因素的正确干预措施。以小组为单位,对张奶奶进行危险评估并制订措施。

相关知识

一、老年人噎食干预

（一）老年人噎食的预防

1）老年人进餐时应采取坐位。

2）进食圆形、滑溜、黏性的食物时应该特别注意,应分割成小块食物,并叮嘱老年人细嚼慢咽。

3）进食时不宜急躁,每次入口的食物不宜太多。

4）进食时不宜说笑聊天。

（二）干预措施

1. 海姆立克急救法

海姆立克急救法（图 4-1）是海姆立克教授于 1974 年发明的。海姆立克急救法的原理是冲击伤病员腹部及膈肌下软组织,产生向上的压力,压迫两肺下部,从而驱使肺部残留气体形成一股气流,长驱直入气管,将堵塞气管、咽喉部的异物驱除。

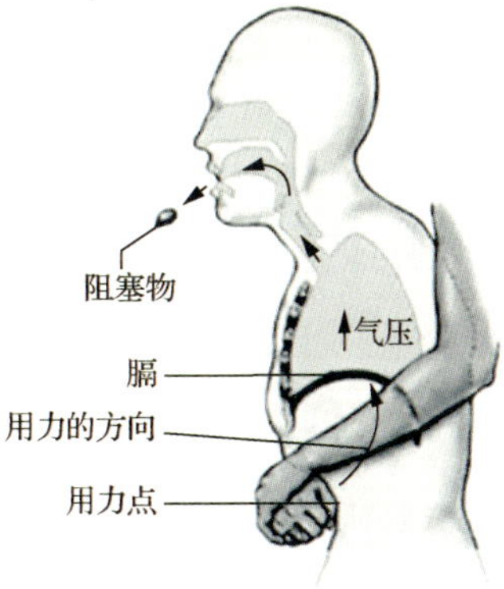

2. 自救腹部冲击法

图 4-1 海姆立克急救法

自救腹部冲击法适用于不完全气道梗阻的老年人,意识清醒,具有一定救护知识、技能,且当时又无他人在场相助、打电话困难、不能说话报告情况下,所采用的自救方法。操作程序如下。

1）一手握空心拳,拳眼置于腹部脐上两横指处,另一手紧握住此拳,双手同时快速向内、向上冲击 5~10 次,每次冲击动作要明显分开,直到异物排出。

2）还可选择将上腹部压在坚硬物上,如桌边、椅背和栏杆处,连续向内、向上冲击 5~10 次,直到异物排出。

3. 互救腹部冲击法

互救腹部冲击法（站立位腹部冲击）适用于意识清醒的老年人。操作程序如下。
救护人员站在老年人的背后,双臂环绕老年人腰部,老年人弯腰,低头张口。救护人员一手握空心拳，拳眼顶住老年人腹部正中线脐上方两横指处，另一手紧握此拳，向内、向上冲击 5~10 次，直至异物排出。救护人员抠出异物，协助老年人漱口、休息。

4. 仰卧位腹部冲击法

仰卧位腹部冲击法适用于意识不清的老年人。操作程序如下。

将老年人置于仰卧位，救护人员骑跨在老年人髋部两侧，一只手的掌根置于老年人腹部正中线、脐上方两横指处，另一手直接放在第一只手背上，两手掌根重叠，向内、向上有节奏冲击老人的腹部，连续 5~10 次。救护人员检查口腔，如有异物排出用手指抠出，再检查呼吸、心跳，如无呼吸、心跳，立即进行心肺复苏术。

（三）工作评价

1）意识清醒老年人气道梗阻解除，口唇红润，呼吸正常。
2）意识不清老年人气道梗阻解除，如仍无呼吸及大动脉搏动，立即进行心肺复苏术。

二、老年人跌倒干预

（一）老年人跌倒预防

老年人跌倒预防措施见表 4-5 所示。

表 4-5　跌倒预防措施表

预防措施	具体内容
提高防范意识	在老年人床头放置"跌倒高危"的标志；向老年人介绍居室环境；定期开展知识讲座，向老年人宣教预防措施；告知老年人进行体位转移或行走时寻求护理员的帮助；告知老年人出现下肢无力、眩晕时卧床休息并及时通知护理人员；保证病床高度，且已经固定，正确使用床护栏；指导老年人选择合适的衣物和鞋子，以免绊倒；保证满足老年人需要，如饮食、排泄
满足老年人的日常生活需求	协助老年人的日常生活，如帮助如厕、喂饭；指导正确使用呼叫铃，并放在老年人触手可及的位置；将老年人的助行器具放在其触手可及的位置
指导使用辅助器具	指导老年人正确使用助行器具，并定期检查性能
合理用药	告知老年人使用药物的不良反应及注意事项；当老年人使用脱水或扩血管药物时，注意直立性低血压的发生
环境安全	保持房间光线充足，地面干燥，通道无障碍物

（二）跌倒危险因素评估

1. Morse 跌倒评估量表

Morse 跌倒评估量表（Morse fall scale，MFS）见表 4-6。

表 4-6　Morse 跌倒评估量表

评估内容	评分标准	得分
近三个月内跌倒史	无：0 分 有：25 分	
超过一个医学诊断	无：0 分 有：15 分	
使用行走辅助用具	不要/卧床休息/护士辅助：0 分 拐杖/手杖/助行器：15 分 倚扶家具行走：30 分	
静脉输液或使用肝素锁	无：0 分 有：20 分	
步态	休息/卧床休息/坐轮椅：0 分 虚弱乏力：10 分 功能障碍/残疾：20 分	
认知态度	量力而行：0 分 高估自己能力/忘记自己受限制：15 分	
总分		

2. Berg 平衡量表

Berg 平衡量表（表 4-7）共包括 14 个评估项目：从坐位站起、无支持站立、无靠背坐位双脚着地或脚放在一个凳子上、从站立位坐下、转移、闭目站立、双脚并拢无支持站立、站立时上肢向前延伸并向前移动、站立位从地上捡起物品、站立位转身向后看、转身 360°、无支持站立时将一只脚放在台阶或凳子上、一脚在前不支持站立、单腿站立。每个项目最低得分为 0 分，最高得分为 4 分，总分 56 分。

表 4-7　Berg 平衡量表

条目	说明	评分
从坐位站起	4 分：不用手扶能够独立地站起并保持稳定 3 分：用手扶能够独立地从坐位站起 2 分：几次尝试后自己用手扶着站起 1 分：需要他人少量帮助才能站起或保持稳定 0 分：需要他人中等或大量帮助才能够站起或保持稳定	
无支持站立	4 分：能够安全地站立 2 分钟 3 分：在监护下能够站立 2 分钟 2 分：在无支持的条件下能够站立 30 秒 1 分：多次尝试才能无支持地站立 30 秒 0 分：无帮助时不能站立 30 秒	
无靠背坐位双脚着地或脚放在一个凳子上	4 分：能够安全地保持坐位 2 分钟 3 分：在监护下能保持坐位 2 分钟 2 分：能坐 30 秒 1 分：能坐 10 秒 0 分：没有靠背支持不能坐 10 秒	

续表

条目	说明	评分
从站立位坐下	4 分：最小量用手帮助安全地坐下 3 分：借助双手能够控制身体的下降 2 分：用小腿后部顶住椅子来控制身体下降 1 分：能独立地坐，但不能控制身体的下降 0 分：需要他人帮助坐下	
转移	4 分：稍用手就能够安全地转移 3 分：绝对需要用手才能够安全地转移 2 分：需要口头提示和监护才能够转移 1 分：需要一个人的帮助 0 分：要两个人的帮助或监护	
闭目站立	4 分：能够安全站立 10 秒 3 分：在监护下能够安全站立 10 秒 2 分：能站立 3 秒 1 分：闭眼不能达 3 秒，但稳定站立 0 分：为了不摔倒需两人帮助	
双脚并拢无支持站立	4 分：能够独立地将双脚并拢并安全地站立 1 分钟 3 分：能够独立地将双脚并拢并在监护下站立 1 分钟 2 分：能独立地将双脚并拢但不能保持 30 秒 1 分：需要别人帮助将双脚并拢，但能够双脚并拢站立 15 秒 0 分：需要别人帮助将双脚并拢，双脚并拢站立不能保持 15 秒	
站立时上肢向前延伸并向前移动	上肢向前延伸达到水平，检查者将一把尺子放在肢尖末端，手指不要触及尺子，测量距离是被检查者身体从垂直位到达前倾位时手指向前移动的距离。如有可能，要求被检查者伸出双臂以避免躯干的旋转 4 分：能够向前伸出>25cm 3 分：能够安全地向前伸出>12cm 2 分：能够安全地向前伸出>5cm 1 分：上肢能够向前伸出，但需要监护 0 分：再向前伸展失去平衡或需要外部支持	
站立位从地上捡起物品	4 分：能够轻易且安全地将鞋捡起 3 分：能够将鞋捡起，但需要监护 2 分：伸手向下达 2~5cm，且独立保持平衡，但不能将鞋捡起 1 分：试着做伸手向下捡鞋的动作时需要监护 0 分：不能，试着做伸手向下捡鞋的动作，或需要帮助避免失去平衡或摔倒	
站立位转身向后看	4 分：从左右两侧向后看，体重转移良好 3 分：仅从一侧向后看，另一侧体重转移较差 2 分：仅能转向侧面，但身体的平衡可以维持 1 分：转身时需要监护 0 分：需要帮助以防止身体失去平衡或摔倒	
转身 360°	4 分：在≤4 秒内安全地转身 360° 3 分：在≤4 秒内仅从一个方向安全地转身 2 分：能够安全地转身 360°，但动作极慢 1 分：需要密切监护或口头提示 0 分：转身时需要帮助	

续表

条目	说明	评分
无支持站立时将一只脚放在台阶或凳子上	4分：能够安全且独立地站立，在20秒内完成8次站立时将一只脚放在台阶或凳子上 3分：能够独立地站立完成8次，时间>20秒 2分：无须辅助在监护下完成4次 1分：需要少量辅助能够完成>2次 0分：需要帮助以防止摔倒或完全不能做	
一脚在前不支持站立	4分：能够独立地将双脚一前一后的排列（无间距）并保持30秒且无支持 3分：能够独立地将一只脚放在另一只脚的前方（有间距）并保持30秒 2分：能够独立地迈一小步并保持30秒 1分：向前迈步需帮助，但能保持15秒 0分：迈步或站立时失去平衡	
单腿站立	4分：能够独立抬腿保持时间>10秒 3分：能够独立抬腿保持时间5~10秒 2分：能够独立抬腿保持时间>3秒 1分：试图抬腿，不能保持3秒，但可以维持独立站立 0分：不能抬腿或需要帮助以防止摔倒	
总分	<40分：有摔倒的危险 0~20分：限制轮椅 21~40分：辅助下步行 41~56分：完全独立	

3. "起立、行走"计时测试

"起立、行走"计时测试见表4-8所示。

表4-8　"起立、行走"计时测试

评定方法	评定标准	结果
需要一张有扶手的椅子和一个秒表：老年人坐在有扶手的靠背椅上（椅子应高约46cm，扶手高约20cm），身体靠在椅背上，双手放在扶手上。如果使用辅具（如手杖、助行架），则将其握在手中	≤10秒：正常	
在离座椅3m的地面上贴一条彩条或画一条可见的粗线或放一个明显的标记物	1~20秒：活动较好，可独自步行，不需辅助	
当测试者发出"开始"的指令时，老年人从靠背椅上站起。站稳后，按照平时走路的步态，向前走3m，过粗线或标记线后转身后走回椅子前，再转身坐下，靠到椅背上	≥20秒：活动障碍，不能独自步行外出，需要辅助	
测试过程中不能给予任何躯体的帮助，测试者记录老年人离开椅背到再次坐下（靠到椅背）所用的时间（以秒为单位），以及完成测试过程中可能会摔倒的危险性	≥14秒：跌倒高风险	

（三）干预措施

1. 现场处理

首先，护理员暂时不要移动老年人，注意观察老年人神志、瞳孔、生命体征、外伤、出血、疼痛、肢体活动有无障碍等，判断老年人的意识是否清楚，询问老年人有无不适。

一般分如下两种情况进行处理。

（1）老年人意识清楚的情况处理

1）外伤、出血：立即止血，包扎。

2）询问老年人跌倒情况及其跌倒过程，如不能记起，可能为晕厥或脑血管意外，应立即护送医院诊治或拨打急救电话。

3）询问是否有剧烈头痛、手脚无力，观察是否有口角歪斜、言语不清等提示脑卒中的情况。如有，应立即拨打急救电话。

4）查询有无腰、背部疼痛，双腿活动或感觉异常及大小便失禁等提示腰椎损害情况。如有，不要随便搬动，应立即拨打急救电话。

5）查看有无肢体疼痛、畸形、关节异常、肢体位置异常等提示骨折情形，无法判断的情况下，不要随便搬动，应立即拨打急救电话。

6）护送至医院进行进一步处理。

7）详细记录事情经过、报告主管领导，通知家属。

（2）老年人意识不清楚的情况处理

1）立即拨打急救电话。

2）外伤、出血：立即止血、包扎。

3）呕吐：将头偏向一侧，清理口腔、鼻腔的呕吐物，保证呼吸通畅。

4）抽搐的处理：在老年人身体下垫软物，防止碰伤、擦伤，必要时牙间垫毛巾或软布等，防止舌咬伤；不要强行按压老年人的身体，防止二次损伤，损伤肌肉和骨骼。

5）护送至医院进行进一步处理。

6）详细记录事情经过、报告主管领导，通知家属。

2. 无人在场时的处理

老年人在身边无他人帮助的情况下，自行起身的方法如下。

第一步：如果是背部先着地，应弯曲双腿，挪动臀部到放有毯子或垫子的椅子或床铺旁，然后较舒适地平躺，盖好毯子，保持体温，如可能要向他人寻求帮助。

第二步：休息片刻，等体力准备充分后，尽力使自己向椅子的方向翻转身体使自己变成俯卧位。

第三步：双手支撑地面，抬起臀部，弯曲膝关节，然后尽力使自己面向椅子跪，双手扶住椅面。

第四步：以椅子为支撑，尽力站起来。

第五步：休息片刻，部分恢复体力后，打电话寻求帮助。最重要的就是报告自己跌倒了。

三、老年人压疮干预

压疮是机体某一部位因长期过度受压，由压力、剪切力或摩擦力而导致的皮肤和深部组织的溃疡。在长期卧床、全身营养不良、老年人特别是瘫痪患者中比较常见。

（一）压疮的预防措施

使用压疮危险评估工具（诺顿评分表等），确定危险因素，采取充分预防措施，避免局部组织长时间受压。

1）经常变换体位，间歇性解除局部组织承受的压力：一般每 2 小时翻身一次，必要时每 30 分钟翻身一次，翻身时避免拖、拉、推、拽等动作，并根据力学原理合理摆放体位。长期坐轮椅的患者至少每 15 分钟改变重力支撑点，以缓解坐骨结节处压力，可使用柔软的海绵垫或气垫床，保持好部位。坐位时，每 30 分钟左右用双手支撑使臀部抬离床面 2～3 分钟。

2）保护骨隆突处和支持身体空隙处：可采用软枕或支撑性产品（泡沫垫、凝胶垫、水垫等）垫于身体空隙处，保护骨隆突处皮肤。

3）正确使用石膏、绷带及夹板固定：衬垫应平整、柔软；夹板应松紧适度，随时观察颜色、温度及血运情况。

4）应用减压敷料：根据情况选择减压敷料（如泡沫类敷料或水胶体类敷料）敷于压疮好发部位以局部减压。

5）应用减压床垫：根据患者具体情况及减压床垫的适用范围，及时恰当地使用气垫床、水床等全身减压设备以分散压力，预防压疮发生。

6）避免和减少摩擦力及剪切力的作用：为患者安排合适的卧位，防止身体下滑，应尽量使床头抬高的角度减小（床头抬高≤30°），并尽量缩短床头抬高的时间。长期坐轮椅的患者，尽量坐直并紧靠椅背，必要时垫软枕，双膝关节屈曲90°，适当约束防止下滑。保持床铺清洁干燥、平整无碎屑，被服污染要及时更换，不可使用破损的便盆以防擦伤皮肤。协助患者进行体位转移时要有足够人手，避免拖拉患者而产生摩擦；避免独自搬动危重患者，必要时使用翻身床。

7）保护患者皮肤，避免局部不良刺激：加强基础护理，用清水或中性溶液清洁皮肤，避免频繁热水擦洗和使用有刺激的洗液，保持皮肤自然屏蔽，避免皮肤过于干燥。

8）促进皮肤血液循环：长期卧床患者，每日做主动或被动的关节运动，促进肢体血液循环，改变体位后对受压部位进行适当按摩，改善局部血液循环。促进局部血液循环——全背按摩。不要按摩发红的部位或发红的周边部位。避免拿捏按摩骨隆突部位。

9）改善机体营养状况：病情允许情况下，给予压疮高危患者高热量、高蛋白及高维生素饮食。

10）鼓励老年人活动：病情允许情况下，协助老年人进行肢体训练，鼓励老年人尽早离床活动，预防压疮发生。

11）实施健康教育：指导患者和家属掌握预防压疮的知识和技能，有效参与预防。

（二）干预措施

1. 全身治疗

积极治疗原发病，增加营养和全身抗感染治疗等。良好的营养是创面愈合的重要条件，因此应给予平衡饮食，增加蛋白质、维生素的摄入，同时加强心理护理。

2. 局部治疗与护理

评估、测量并记录压疮的部位、大小（长、宽、深）、创面组织形态、渗出液、有无潜行或窦道、伤口边缘及周围皮肤状况等，对压疮的发生发展进行动态监测，根据压疮分期的不同和伤口情况采取针对性的治疗和护理措施。

1）淤血红润期。此期护理的重点是去除病因，防止压疮继续发展。除加强压疮预防措施外，局部可使用半透膜敷料或水胶体敷料加以保护，由于此时皮肤已破损，不提倡局部皮肤按摩，防止造成进一步伤害。

2）炎性浸润期。此期护理重点是保护皮肤，预防感染，除继续加强上述措施以避免损伤继续发展外，应注意对出现的水疱进行护理，未破的小水疱应覆盖透明贴减少摩擦，防止水疱破裂、感染，使其自行吸收；大水疱局部消毒后再用无菌注射器抽出疱内液体，需消毒创面及创周皮肤，并根据创面类型选择合适的伤口敷料。

3）浅度溃疡期。此期护理的重点为清洁伤口，清除坏死组织，促进组织生长，并预防和控制感染，根据伤口类型选择伤口清洗液，创面无感染时多采用对健康组织无刺激的生理盐水进行冲洗；创面有感染时，需根据创面细菌培养及药物敏感试验结果选择消毒液或抗菌液以达到抑菌目的，从而控制感染和促进伤口愈合。对于溃疡较深、引流不畅者，可使用过氧化氢溶液冲洗，抑制厌氧菌生长，或采用具有清热解毒、活血化瘀的中草药治疗。

4）坏死溃疡期。此期护理除继续加强浅度溃疡期的治疗和护理措施，还采取清创术清除焦痂和腐肉并保护暴露的骨骼、肌腱和肌肉。

对深达骨面、保守治疗不佳或久治不愈的压疮，可采取外科手术治疗，如手术修刮引流、植皮修补缺损或皮瓣移植术等。护士需加强围术期护理，如术后体位减压，密切观察皮瓣的血供情况和引流物的性状，加强皮肤护理，减少局部刺激等。

3. 物理治疗

不同时期的压疮可根据创面的情况适当选用红外线、紫外线或超短波等物理治疗。

四、老年人自杀干预

（一）老人自杀的预防

1）破除一些有关自杀的错误观念。

2）照护者应了解精神疾病与自杀的关系，有的老年人在抑郁状态下会有自杀倾向。降低精神疾病导致自杀的危险因素，要识别早期的自杀征兆，从而进行早期干预。

3）加强老年人的自身心理保健，教育老年人树立正确的生死观。指导老年人正确评价自我健康状况，对健康及生活保持积极乐观的态度。

4）教育老年人充分认识老有所为的必要性，指导老年人根据自身条件和兴趣参加一些文化活动，将精力花在做一些有意义的事情上。指导老年人安排好日常生活，培养良好的生活习惯。

5）对因工作繁忙缺乏对老年人关心的儿女，养老机构负责人应电话联系老年人家属，反映老年人的心理状态和孤独感，要求她们尽量抽空多关心和陪伴老人。

6）居室内不要放利器等自伤性用物，发药时要看服到口，防止老年人藏药，累积后吞服。

（二）老年人自杀因素评估

评估内容：包括老年人精神状态、家庭状况、生活习惯、人际关系、饮食睡眠等。

评估方法：观察法（一般状态与家庭状况）、面谈法、查阅老年人的病历资料等。

收集整理评估的资料，分析老年人自杀的原因，找出自杀动机，采取干预措施。

任务实施

1. 以3~4人为一组，根据之前所学知识，收集张奶奶的健康信息，找出张奶奶健康问题，并提出干预措施。
2. 小组选出代表，进行课堂演讲，或进行角色扮演，教师给予点评。

任务点评

任务点评表

组别	内容主题与定位明确（20分）	选取的健康信息采集方式合理（20分）	采集的数据准确、评估结果准确（20分）	干预措施合理、准确（25分）	演讲者（角色扮演者）思路清晰、语言流畅（15分）	总分（100分）
第1组						
第2组						
第3组						
第4组						
第5组						
第6组						
……						
总评价						
备注						

任务四　慢性病老年人运动指导

学习目标

『知识目标』

1. 了解慢性病老年人运动的指导要点。
2. 熟悉不同慢性病老年人运动的种类及强度。

『能力目标』

能够正确指导慢性病老年人进行运动。

『职业素养目标』

1. 能机敏、认真地对待老年人。
2. 考虑问题细致、周全。

情境导入

小王在某养老机构实习，小王被分配作为王爷爷的照护员。王爷爷，70 岁，患有高血压、关节炎等疾病。近期王爷爷活动后感觉不适，测其血压有波动，偏高，小王需要为其进行运动指导。

任务描述

本任务学习常见慢性病老年人运动指导方案制订。以小组为单位，对王爷爷进行评估并拟订一份其运动指导方案。

相关知识

一、糖尿病老年人运动指导

（一）老年糖尿病的定义

糖尿病有 4 种类型，1 型糖尿病、2 型糖尿病、妊娠期糖尿病（怀孕期被诊断出来）和其他特殊起源的糖尿病（如遗传缺陷等）。目前我国多采用 1980 年联合国提出的 60 岁以上者的糖尿病称为老年糖尿病。老年糖尿病按其发病时间可分为老年期起病的糖尿病和青壮年起病而延续至老年期的糖尿病。前者几乎均为 2 型糖尿病，后者则包括少数 1 型糖尿病。

（二）运动指导

适当的运动不但有利于糖尿病的治疗，而且是早期预防的一项重要措施。运动可以增强周围组织对胰岛素的敏感性，加速脂肪分解，有利于控制体重，改善脂类代谢，达到良好控制血糖的目的。运动可以改善神经和心肺功能，促进全身代谢，增强免疫力。

1. 运动能力评估

1）个体状况调查。包括健康史、身体状况、疾病史、日常生活状况、心理社会状况、血糖等指标测定。

2）个体运动情况调查。包括运动种类、运动频率、运动强度、运动时间、运动场所，以及运动前、运动中、运动后反应等。

2. 运动处方

1）运动方式。应指导糖尿病老年人根据自身情况选择适合自己的运动方式和方法。

糖尿病老年人在病情稳定时可从事任何运动。最适合糖尿病老年人的运动是持续、有规律的低中强度的有氧运动，如慢走、快走、散步、跑步、打太极拳、做广播操、骑自行车、游泳、跳舞、长跑、登山等。

2）运动强度。开始宜采用低强度的运动，然后逐渐过渡到最适宜心率，即靶心率为最合适的运动强度的运动。

3）运动时间。运动时间以餐后 30 分钟～1 个小时为宜，避开用药作用的最高峰。每周运动 3～4 次，每次 30～50 分钟（包括准备运动、练习运动和结束整理运动）。

4）注意事项。注意不要空腹运动；运动时避免发生低血糖反应，随时准备糖块、巧克力、饼干等含糖食品。运动时如果出现头昏、心慌、乏力、手抖、强烈的饥饿感，表示有低血糖反应，应立即停止运动，进食含糖食物，或求助他人，严重者立即送医院。

3. 评估资料整理与运动指导需求确定

将糖尿病老年人资料进行整理，分析糖尿病老年人的运动需求与当下运动能力之间的差距，得出需要照护者和糖尿病老年人共同解决的问题，见表 4-9。

表 4-9　糖尿病老年人运动需求、运动能力、需要解决的问题（括号内为样例内容）

序号	糖尿病老年人的运动需求	糖尿病老年人运动能力	需要解决的问题
1	（了解运动的种类和强度）	（害怕运动后血糖升高）（运动后肢体疼痛）	（运动知识缺乏）（疼痛）
2	（有并发症的运动指导）	（合并冠心病患者）	……
…	……	……	……

二、高血压老年人运动指导

（一）高血压的定义

老年性高血压是指年龄大于 65 岁，血压值持续或非同日 3 次以上超过血压诊断标准，即收缩压≥140mmHg 和（或）舒张压≥90mmHg 者。老年性高血压分为 1 级高血压（轻度）、2 级高血压（中度）和 3 级高血压（重度）。

我国高血压的发病率虽然较欧美国家低，随着生活水平的提高，呈逐年上升趋势。随着病情的发展，高血压最终结果是心、脑、肾、血管等靶器官损害和功能衰竭。据统计，我国高血压的最后结局主要为脑卒中、心脏病和肾脏病变。

（二）运动指导

患有高血压的老年人平时多运动可以延缓高血压的发生和进展。除此之外，平时运动还可以改善老年人大脑的功能，延缓功能的衰退，起到预防老年痴呆的作用。

1. 运动能力评估

1）个体状况调查。包括健康史、身体状况、疾病史、日常生活状况、心理社会状况、血浆肾素活性、醛固酮水平等指标测定。

2）个体运动情况调查。包括运动种类、运动频率、运动强度、运动时间、运动场所，以及运动前、运动中、运动后反应等。

2. 运动处方

1）运动方式。根据高血压老年人危险性分层确定活动量，以利于血压下降，提高心肺功能。以较长时间、大肌群的动力性有氧运动为宜，如步行、慢节奏的交谊舞、太极拳等；也可进行力量练习，如箭步蹲、下蹲、前臂弯举哑铃、俯卧撑、上楼梯等。

2）运动强度。以低中强度为宜，此类强度的运动可以让高血压老年人有较好的生理耐受性和有效的降低血压作用。合适的运动表现：周身发热但不是大汗淋漓，运动后自我感觉良好，无不适症状。力量练习靶心率为（170－年龄），每个动作8～10次为1组，重复不要超过4组，5～10分钟完成。

3）运动时间。每周运动3～5次，每次40～60分钟（包括准备运动、练习运动和结束整理运动）。

4）注意事项。避免精神过度紧张；运动时不要屏气；出现头晕、恶心或呕吐者应该停止运动，安静休息或就医。

3. 评估资料整理与运动指导需求确定

将高血压老年人资料进行整理，分析高血压老年人运动需求与其运动能力之间的差距，得出需要照护者和高血压老年人共同解决的问题，见表4-10。

表4-10 高血压老年人运动需求、运动能力、需要解决的问题（括号内为样例内容）

序号	高血压老年人的运动需求	高血压老年人运动能力	需要解决的问题
1	（了解运动的种类和强度）	（害怕运动后血压升高）（运动后肢体疼痛）	（运动知识缺乏）（疼痛）
2	（有并发症的运动指导）	（合并冠心病患者）	……
…	……	……	……

三、帕金森病老年人运动指导

（一）帕金森病的定义

帕金森病又称为震颤麻痹，是一种常见于中老年的神经系统变性疾病，临床上以静止性震颤、运动迟缓、肌张力增高和姿势平衡障碍为主要特征。

（二）运动指导

帕金森病是老年人功能障碍的主要原因之一。运动对功能障碍的改善极为重要，通过运动可以改善关节强直和肌体挛缩，恢复肢体功能，回归正常生活能力。

1. 运动能力评估

1）个体状况调查。包括健康史、身体状况、疾病史、日常生活状况、心理社会状况、血及脑脊液化验、CT、MRI 检查等。

2）个体运动情况调查。从帕金森病老年人的运动障碍角度进行评估，包括关节活动范围评定、肌力评定、平衡协调能力评定、肢体运动功能评定、步行能力评定等。

3）韦氏量表（webster scale）是经典的帕金森病评定方法，可以使用此方法对帕金森病老年人进行运动能力的评定。

2. 运动处方

（1）运动方式

针对帕金森病老年人的问题，如出现吞咽困难、手脚不能运动、关节活动度缩小，就进行吞咽、呼吸方面训练，关节活动度进行拉伸训练及行走训练，需要专业治疗师指导。结合帕金森病老年人特点，开展有氧运动、有氧快走、骑自行车等项目，以及柔韧性运动，如太极、瑜伽等。

1）放松和呼吸锻炼。仰卧，闭上眼睛，肌肉放松，进行深而缓慢的呼吸。腹部在吸气时鼓起，呼气时放松，并想象气的流向上达了头顶，下经背部到达脚底。如此反复练习5～15分钟。还可以取坐位，背靠椅背，全身放松，将两手放于胸前做深呼吸。

2）步态训练。训练时要有人在场，以起到协助和提醒作用。步态训练时要求患者双眼直视前方，身体直立，起步时足尖要尽量抬高，足跟先着地，跨步要尽量慢而大，两上肢尽量在行走时做前后摆动。

3）言语功能训练。包括对舌、唇、上下颌等锻炼，以及朗读、唱歌等训练。改善言语障碍和吞咽困难状况。

4）抗阻训练。对肢体进行抗阻力训练可以增加肌力和改善运动功能。

5）平衡运动锻炼。通过平衡锻炼能改善帕金森病易跌倒、行步快冲症状。

（2）注意事项

避免疲劳，帕金森病老年人肌肉特点容易疲劳，而且不容易恢复。

3. 评估资料整理与运动指导需求确定

将帕金森病老年人资料进行整理，分析帕金森病老年人运动需求和当下他的运动能力之间的差距，得出需要照护者和帕金森病老年人共同解决的问题，见表4-11。

表4-11 帕金森病老年人运动需求、运动能力、需要解决的问题（括号内为样例内容）

序号	帕金森病老年人的运动需求	帕金森病老年人运动能力	需要解决的问题
1	（改善口舌麻痹）	（吞咽困难）	（言语功能训练） （抗阻训练）
2	（手脚活动）	（关节活动能力受限）	……
…	……	……	……

四、骨质疏松症老年人运动指导

(一)骨质疏松症的定义

骨质疏松症是一种以骨量低下、骨微结构损坏,导致骨脆性增加、易发生骨折为特征的全身性骨病。骨质疏松症是老年人常见的疾病,严重影响老年人的身心健康和生活质量。

(二)运动指导

通过运动可以增加和保持骨密度,预防人体骨骼骨质疏松,减少骨折的发生率及并发症,降低致残率和高卧床率,改善老年人生活质量。

1. 运动能力评估

1)个体状况调查。包括健康史,身体状况,疾病史,日常生活状况,心理社会状况,药物史,营养,血钙、血磷、性激素、血生化检查,X射线检查和骨密度检查。

2)个体运动情况调查。包括骨质疏松症老年人的运动方式、运动强度、户内外运动情况、运动时间等。

2. 运动处方

(1)运动方式

户外活动和日照,有助于骨健康的体育锻炼和康复治疗。

1)体位训练。通过静力性体位训练,可以帮助骨质疏松症老年人改变不良的坐、立、卧姿势而保持正确姿势,防止骨折、驼背的发生。

2)步行。经常步行可增加骨钙的沉积,减少骨钙流失,使骨骼强健,减少骨质疏松。注意步行的正确姿势。

3)跑步。长期坚持跑步(每天跑步45分钟)的人,可防止下肢和脊柱的骨质疏松,防止关节僵硬和肌肉萎缩。

4)跳跃运动。一般在平坦的地方,双足蹦起,上下跳跃。每天坚持跳跃运动,能增加骨密度,防止骨质疏松,加速血液循环,刺激骨形成。

5)其他活动,如扩胸运动、深呼吸运动、收腹运动、下肢外展运动等可有效改善肌力,改善骨质疏松症老年人胸闷、气短、呼吸困难等症状,增加肺活量和最大换气量。

(2)注意事项

骨质疏松症老年人的运动场所,要保持光线充足、避免地面湿滑、保证通道无障碍,尽量避免台阶,必要时配备合适的器械,注意运动服装的舒适性,鞋子要合适,防止老年人被绊倒。

3. 评估资料整理与运动指导需求确定

将骨质疏松症老年人资料进行整理,分析骨质疏松症老年人运动需求与其运动能力的差距,得出需要照护者和骨质疏松症老年人共同解决的问题,见表4-12。

表 4-12　骨质疏松症老年人运动需求、运动能力、需要解决的问题（括号内为样例内容）

序号	骨质疏松症老年人的运动需求	骨质疏松症老年人运动能力	需要解决的问题
1	（改善肢体疼痛）	（不恰当用力）	（体位训练）
2	（骨折愈合率高）	（不恰当用力）	（步行、肌肉练习）
…	……	……	……

五、脑卒中老年人运动指导

（一）脑卒中的定义

脑卒中是神经系统的多发病及常见病，中医称"中风"，西医称"卒中"，一般中老年人多发，经过积极抢救及治疗后，大多数患者能保存生命，但有患者会遗留下不同程度的后遗症，给患者的工作和生活带来严重影响。

（二）运动指导

老年人脑卒中偏瘫后，应当尽早进行康复训练。脑卒中后 1~3 个月为最佳康复期，半年后肌肉渐渐萎缩或形成偏瘫的模式化动作，再想恢复则难度大，所需时间长。

1. 运动能力评估

1）健康史。包括脑血栓、脑栓塞、脑出血情况。
2）辅助检查。头颅 CT、脑脊液检查、MRI、血管造影检查。
3）脑卒中运动功能障碍评估。评定常采用 Bobath 疗法、Fugl-Meyer 评估方法，主要对运动模式、肌张力、肌肉协调能力进行评估。

2. 运动处方

步行是脑卒中老年人独立生活的关键。在发生脑卒中后一周，生命体征平稳后即开始进行康复训练，分 5 个阶段循序渐进。

1）坐起训练。坐位平衡是脑卒中老年人最基本的训练。首先在床上帮助老年人进行被动训练，扶住老年人的肩、肘、踝、足等关节，缓慢有节律地反复做外展、屈伸、旋转、上举和关节加压等动作，每天 1~2 次。进行坐起训练，要在床上放好靠垫，让老年人缓慢坐起，由半卧位状态逐渐提高角度，延长时间；在床架系上布带，让老年人自己拉布带练习坐起。之后，让老年人不倚靠东西，自己扶床栏保持平衡坐位，最终达到能自己控制坐位平衡，进一步能移位、转身，实现动态平衡。

2）准备站立训练。老年人坐在床沿上，两腿分开，两脚着地。以手撑床；在上肢支持下，臀部缓缓离开床面。家人要做好辅助和保护动作。

3）站立平衡训练。老年人在旁人帮助下双脚平行站立，脚掌完全着地，足趾不能钩地，膝关节伸直但不能过度。站立时间由开始几秒钟，逐渐延长至几分钟。老年人能自行站立后，可进行靠墙站立、扶床站立的训练。

4）步行训练。步行训练的主要目的是消除异常偏瘫步态，形成正常的步行姿态。先练习原地踏步，然后以患侧下肢和健康下肢互为重心，交替向前跨步和退步，左右侧向跨步。步行训练时应有家人或护理员进行保护和辅助。

5) 上下台阶训练。遵照健肢先上、患肢先下的原则，进行上下台阶练习。上楼梯时用健手扶住楼梯栏杆，将身体的重心移向患侧，并使患侧髋关节保持在伸直位，然后用健足踏上台阶，患足跟进站在一个台阶上。下楼梯比上楼梯难，要在重心偏向健侧的同时，适当降低重心，用患足下台阶，待患足放平稳，重心移至患侧下肢后，将健足跟进同一台阶。

3. 注意事项

运动训练应该循序渐进，不可过激或过急。运动量由少到多，持之以恒。在运动训练中，若出现不适如头晕、胸痛、心率加快、面色苍白出虚汗，说明运动量过大，应立即停止练习，或者减量练习。

4. 评估资料整理与运动指导需求确定

将脑卒中老年人资料进行整理，分析脑卒中老年人运动需求和当下他的运动能力之间的差距，得出需要照护者和脑卒中老年人共同解决的问题，见表4-13。

表4-13 脑卒中老年人运动需求、运动能力、需要解决的问题（括号内为样例内容）

序号	脑卒中老年人的运动需求	脑卒中老年人运动能力	需要解决的问题
1	（站立）	（无法支撑身体平衡站立）	（站立平衡训练）
2	（步行）	（肌肉协调能力失衡）	（步行训练）
…	……	……	……

任务实施

1. 以3~4人为一组，对王爷爷进行评估并拟订一份其运动指导方案。
2. 小组选出代表，进行课堂演讲，或进行角色扮演，教师给予点评。

任务点评

任务点评表

组别	内容主题与定位明确（20分）	选取的健康信息采集方式合理（20分）	采集的数据准确、评估结果准确（20分）	运动方案合理、准确（25分）	演讲者(角色扮演者)思路清晰、语言流畅（15分）	总分（100分）
第1组						
第2组						
第3组						
第4组						
第5组						
第6组						
……						
总评价						
备注						

项目小结

本项目内容主要介绍了老年人不良生活方式管理，老年人常见健康问题管理，老年人健康危险因素干预措施和慢性病老年人运动指导。通过本项目的学习，学生可以掌握如何针对老年人现实状况，实施正确的评估、干预措施，并评估效果。健康管理是一个长期的、连续不断的、周而复始的过程。只有周而复始，长期坚持，才能达到健康管理的预期效果。

 拓展练习

一、单选题

1. 体重超过标准体重的（　　）即为肥胖症。
   A. 10%　　　　B. 15%　　　　C. 20%　　　　D. 25%
2. 老年人营养不良的因素不包括（　　）。
   A. 疾病与药物因素　　　　B. 生理学因素
   C. 不合理的饮食习惯　　　D. 可食用食物种类过少因素
3. 60~80 岁的老年人用药剂量为成年人的（　　）。
   A. 2/3~3/4　　B. 3/4~4/5　　C. 4/5~5/6　　D. 一样多

二、多选题

1. 针对老年人不良生活方式开展的教育的主要形式包括（　　）。
   A. 组织专题讲座　　　　　B. 发放学习材料
   C. 利用健康教育宣传栏　　D. 提供良好的社会环境和自然环境
2. 老年人噎食的干预措施主要有（　　）。
   A. 海姆立克急救法　　　　B. 自救腹部冲击法
   C. 互救腹部冲击法　　　　D. 仰卧位腹部冲击法
3. 脑卒中老年人运动能力评估包括（　　）。
   A. 健康史　　　　　　　　B. 个体运动情况调查
   C. 辅助检查　　　　　　　D. 脑卒中运动功能障碍评估

三、简答题

1. 老年人睡眠障碍的原因有哪些？
2. 如何预防老年人自杀？

参 考 文 献

陈炼，2003．老年病与老年人健康教育[M]．武汉：湖北科学技术出版社．

顾沈兵，2017．社会生命 幸福养心：老年生活教育读本[M]．上海：复旦大学出版社．

何国平，曾慧，2007．老年人健康手册[M]．长沙：湖南科学技术出版社．

黄燕东，2016．老年教育与老年福利[M]．杭州：浙江工商大学出版社．

黎志宏，张孟喜，李艳群，2018．老年人健康教育手册（常见共性健康问题专家解答）[M]．北京：化学工业出版社．

徐守宇，林坚，孙里杨，2017．老年病的现代康复[M]．杭州：浙江大学出版社．

张永，孙文英，2014．老年教育心理学[M]．上海：同济大学出版社．

朱明德，2017．自然生命 健康养生：老年生存教育读本[M]．上海：复旦大学出版社．